デンスとか

さっぱりわかんない！
というナースのための

ナラエビ
医療学入門

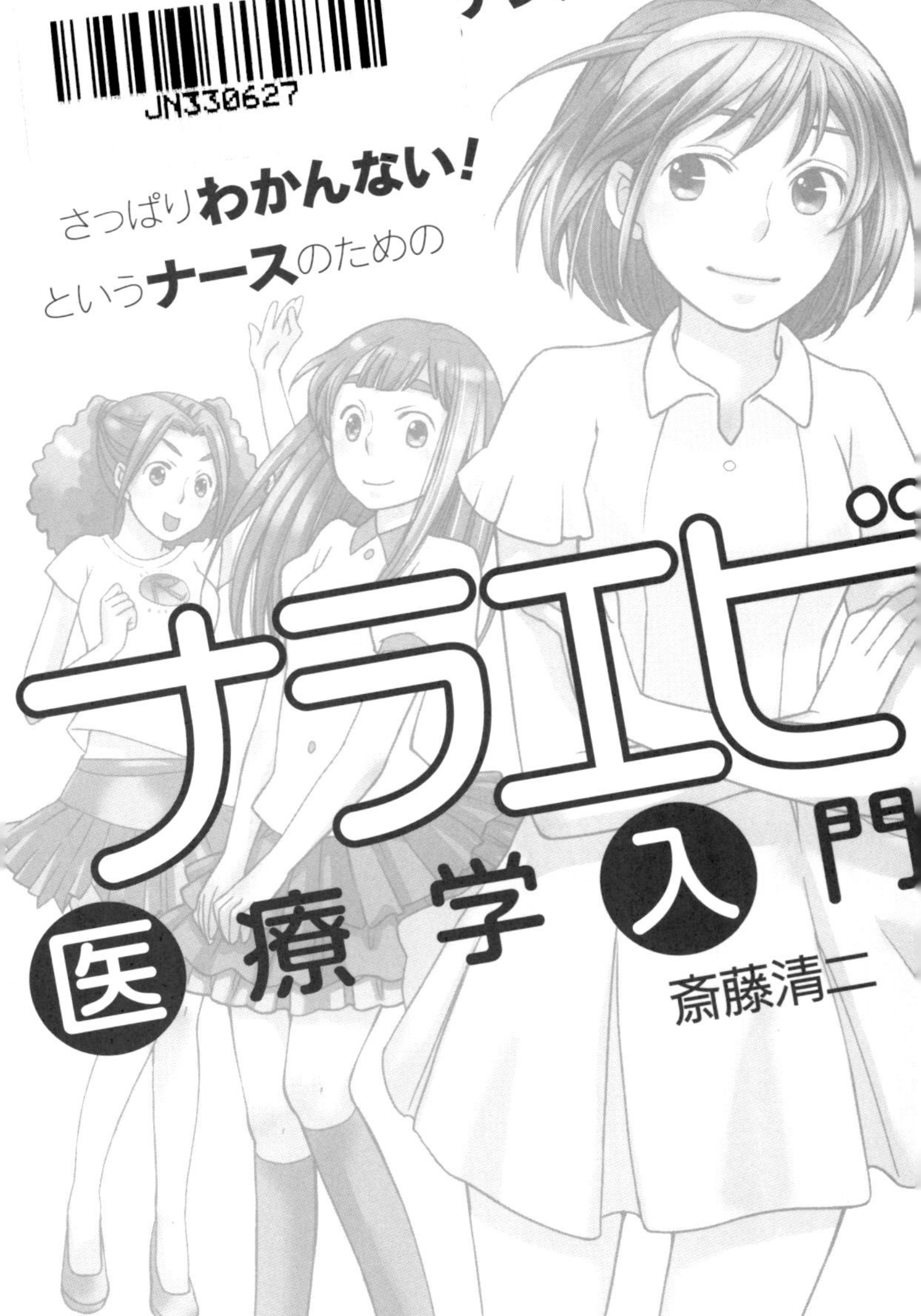

斎藤清二

日本看護協会出版会

はじめに

みなさん、はじめまして。斎藤清二と言います。今日は、「ナラエビ医療学」という耳慣れないテーマについてお話ししたいと思います。「え、それってなんのこと？　聞いたことないわ。それになんか、おちゃらけた言葉ね。まじめに話しているの？」と、みなさんは思われるかもしれません。

実はそのとおりなのです。「ナラエビ」とか「ナラエビ医療学」という言葉は、医療や医学の世界で、正式に用いられている言葉ではありません。どこの学校でも「ナラエビ医療学」なんていう授業があったり、必修のカリキュラムの単位になっていたり、なんてことはありません。そこのところ、誤解のないようにお願いします。

そもそもこんな言葉を使っているのは、今のところ私（斎藤）だけだと思います。だから、あなたがそれを知らなかったとしても、それは当然なのです。

あなたの知識不足なんてことは全然ありません。…あれっ、私はいったい何を言おうとしていたのでしょうか⁉　話を戻したいと思います。

「ナラエビ医療学」というのは、「ナラティブ」と「エビデンス」をどちらも大切なものとして扱いながら、それらを実践の中で活かしていく医療についての学問、というくらいの意味です。そうすると、「それじゃぁ、『ナラティブ』とか、『エビデンス』とか言うけど、それってなんのこと？」というお話から始めるのが当然ですよね。そうです、これから話題にすることは、まさにそういうことなのです。

でも、ちょっとお待ちください。その前にお話ししておかなければならないことがあります。それは、「そもそも『医療』とは何か？」ということです。だって、これから話題にのぼる『ナラティブを大切にする医療＝NBM』も『エビデンスを大切にする医療＝EBM』も、どちらも「医療」なのですから。医療とは、「『苦しむ人』と『苦しむ人のために役に立ちたいと願う人』の間で行われる相互交流的な実践」だと私は思っています。だから、医療の主役は「苦しんでいる人＝患者さん」なのです。苦しんでいる患者さんのために少しでも役に立ちたいと願うものが、私たち医療者です。その実践を有効に行うためにとても役に立つものが、「ナラティブ」と「エビデンス」であり、そのための統合的な実践論が「ナラエビ医療学」だと思っています。そうすると、そもそも「医療」と呼ぶよりは、「ケア」と呼ぶほうが適切なのかもしれませんね。

あ、前置きが長くなり過ぎました。それではこれからしばらくの間、「ナラエビ医療学」について、一緒に学ぶ旅におつき合いください。

二〇一四年八月

斎藤清二

もくじ

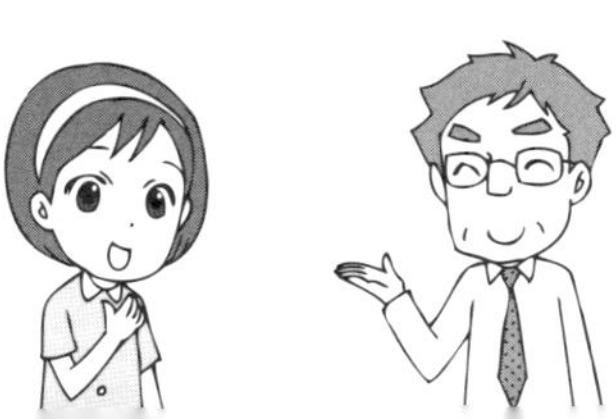

Chapter

3 エビデンスは未来を教えてくれる？

Chapter

4 ナラティブって、何？　それ、かわいいの？

Chapter

5 ナラティブって、役に立つの？

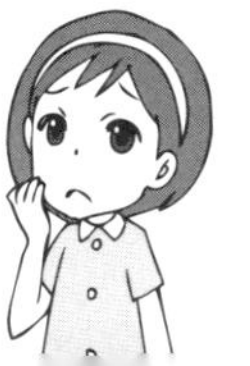

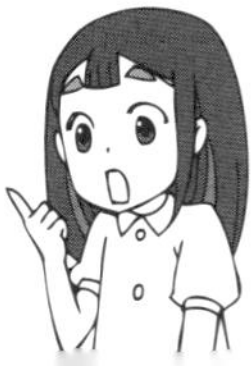

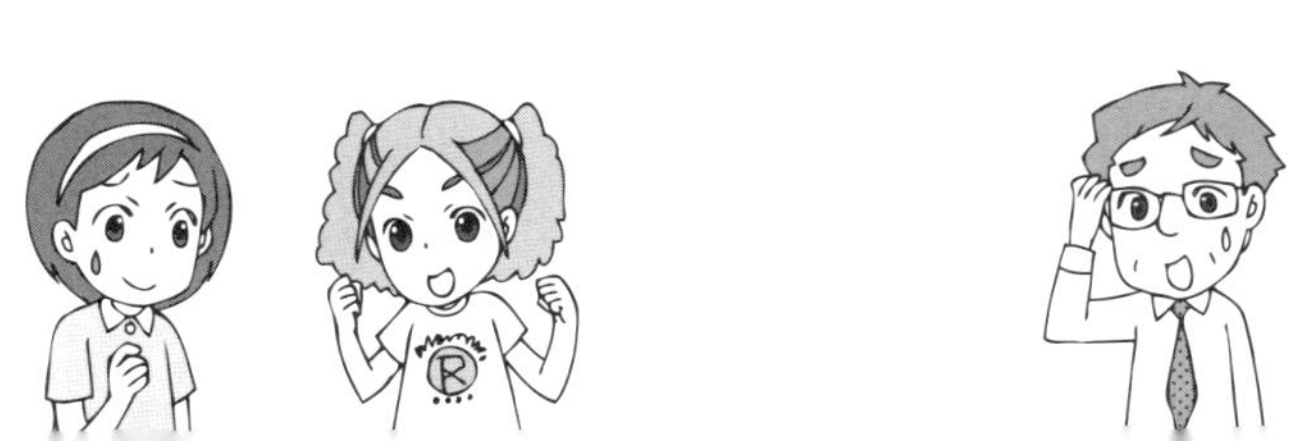

Chapter
8 物語能力を身に付けるには？

Epilogue
まどかからの手紙

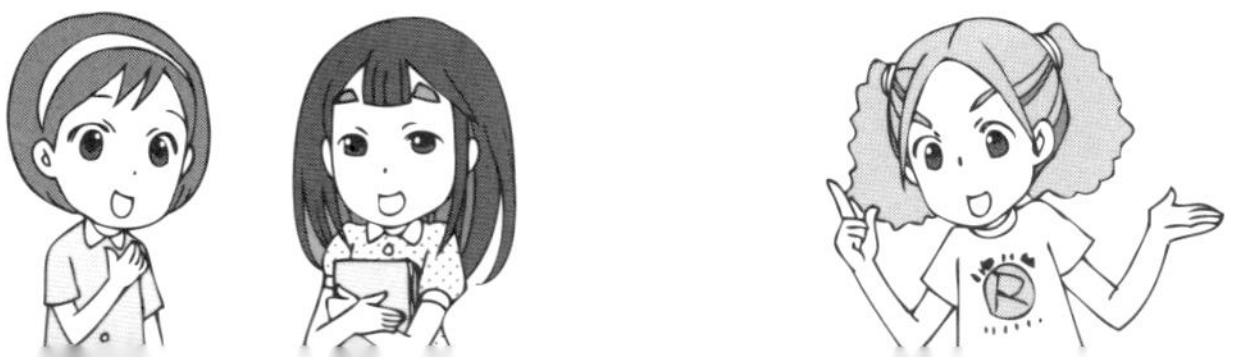

Chapter

1

エビデンスって、何? それ、おいしいの?

まどか　こんにちは。はじめまして。以前斎藤先生のところでお世話になりました海老原《えびはら》 愛《あい》さん[注1]の後輩で、トミヤマ大学[注2]看護学部4年の五福《ごふく》 圓《まどか》と言います。よろしくお願いします！

斎藤　やあ、いらっしゃい。はじめまして。斎藤[注3]です。海老原さんからお話は聞いていますよ。卒業研究のことでいらっしゃったのですね。

まどか　そうなんです。実は、私、卒業研究で「看護におけるエビデンスとナラティブ」というテーマでいろいろ調べているんですけど…。なかなか難しくって…。

斎藤　…それは確かに、難しいテーマを選びましたね。じゃあ、何から始めましょうか？

そもそも「エビデンス」って、何？

まどか　…先生。身もふたもないことをお聞きしてよいですか？　そもそも「エ

注1　斎藤清二著『ナラエビ医療学講座――物語と科学の統合を目指して』（北大路書房）に登場する医学部の女子大生。同級生の奈良林誠とともに斎藤先生にEBMとNBMの薫陶を受ける。本書はいわばこの本の看護版という間柄。

注2　日本のどこかに存在する謎の大学。実在のどの大学とも関連はない。

注3　トミヤマ大学保健管理センター教授で医師。看護学部の学生とは、入学直後の「医療学入門」の授業以外はあまり接する機会はない。

ビデンス」ってなんなのでしょうか?

斎藤　おお！ 直球勝負で来ましたね。

まどか　はい。実はこれと同じこと、私の友だちに聞かれたんです。その友だちは、もう就職して会社で働いているのですが、仕事のことで上司に相談したり、何か意見を言ったりすると、「それにはエビデンスがあるのか?」とか、「エビデンスを持ってこい！」と言うのが口癖なんだそうです。でも、友だちは、「そう言われるとそこで話が止まっちゃうので、とても困る」と言うんです。それで、もちろん私の卒論のテーマですから、答えてあげなきゃいけないと思ったんですけど、考えてみたらうまく答えられないんです。

斎藤　なるほど。確かにありそうな話だなぁ。

まどか　辞書で調べると、「根拠」とか「証拠」とか書いてありますけど…。それで、何か証拠になるようなものを探して持っていっても、「こんなものはエビデンスとは言えない」って一蹴されちゃうんだそうです。

斎藤　確かに、以前不祥事で辞職に追い込まれた××都知事も、部下に「ファ

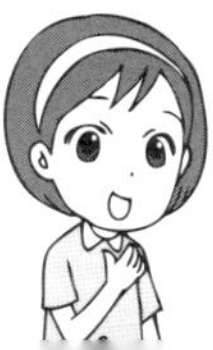

クトとエビデンスだけ持ってこい」が口癖だったという話があるくらいだし…。

まどか　はい。医療でも看護でも「エビデンスは大切だ」という話はよく聞くのですが、なんか「エビデンスはあるのか！」が口癖の人って鬱陶《うっとう》しいんですよね。私たち、そういう人を「エビデンス厨《ちゅう》」って呼んでますけど…。

斎藤　なるほど「エビデンス厨[注4]」ねぇ…。

斎藤　まどかさん、さっき「そもそもエビデンスってなんなのでしょうか？」って言っていましたね。これって「エビデンスの〝定義〟」を知りたいってことですね。

まどか　え、えぇ、まあそうですけど…。

斎藤　さっきのお話に出てきた上司の人…「エビデンス厨」の人が「エビデンスを持ってこい」と言ったとき、その人は、なんのために「エビデンス」という言葉を使ったのだと思いますか？

注4　「その議論の証拠はあるのか」と繰り返し反論する人々。一九九〇年代後半のインターネット黎明期、電子掲示板では、中学生のような程度の低い書き込みを意味する「中坊」をわざと「厨房」と誤字変換して蔑称として使っていた。やがて中学生の意味から離れ、「中毒・中毒者」の略「〇〇厨」として2ちゃんねるなどで使われるようになった。今では、（インターネット上で）迷惑行為をしている人間に対して、特に「迷惑な奴」という意味合いで、「〇〇厨」というふうに使っているようである。

まどか えっ、さぁ…。でもなんとなく、「おまえの言っていることはダメだ」って言われているような気がしますね。…そうか、なるほど、要するに「ダメ出し」しているのか。

斎藤 そのようですね、たぶん。これは一般的なことなのですが、人間がなんらかのメッセージを伝えるときには、同時に2つのメッセージを伝えようとしていることが多いんですね。例えば、上司と二人で部屋にいるとき、「この部屋は暑いね」と上司が言ったとします。確かに「この部屋は少し暑いな」と、まどかさんも感じたとして、あなたならどう答えますか？

まどか たぶん、「確かに暑いですね」と言うと思います。

斎藤 …そう答えたら、上司の人は「あなたって気が利かないわね」と思うかもしれませんね。

まどか え、えーーー。なんでそうなるんですか！ あれ、でも確かに似たようなことを経験したことはありますね…。

斎藤 上司の人が言いたいのは、おそらく「エアコンの設定を変えてほしい」

とか、「窓を開けてほしい」ということなのでしょうね。

まどか　あ、そうか。なーるほど。でもそれって、ちょっとひどくないですか。それならそうと、はっきり言えばいいのに

斎藤　こういうのは、**ダブルメッセージ**と言って、わりとよくあることなんですよ。言葉の字面だけを見ると、「この部屋は暑い」という事実だけを伝えているように見えるけれど、同時に「こうしろ」という命令や、「こうしてほしい」という要求のメッセージが発信されているのです。

　この両方を読み取ることができる人が、「察しがよい」とか、「気配りができる」とか言われるのでしょうが、これはなかなか高度なテクニック

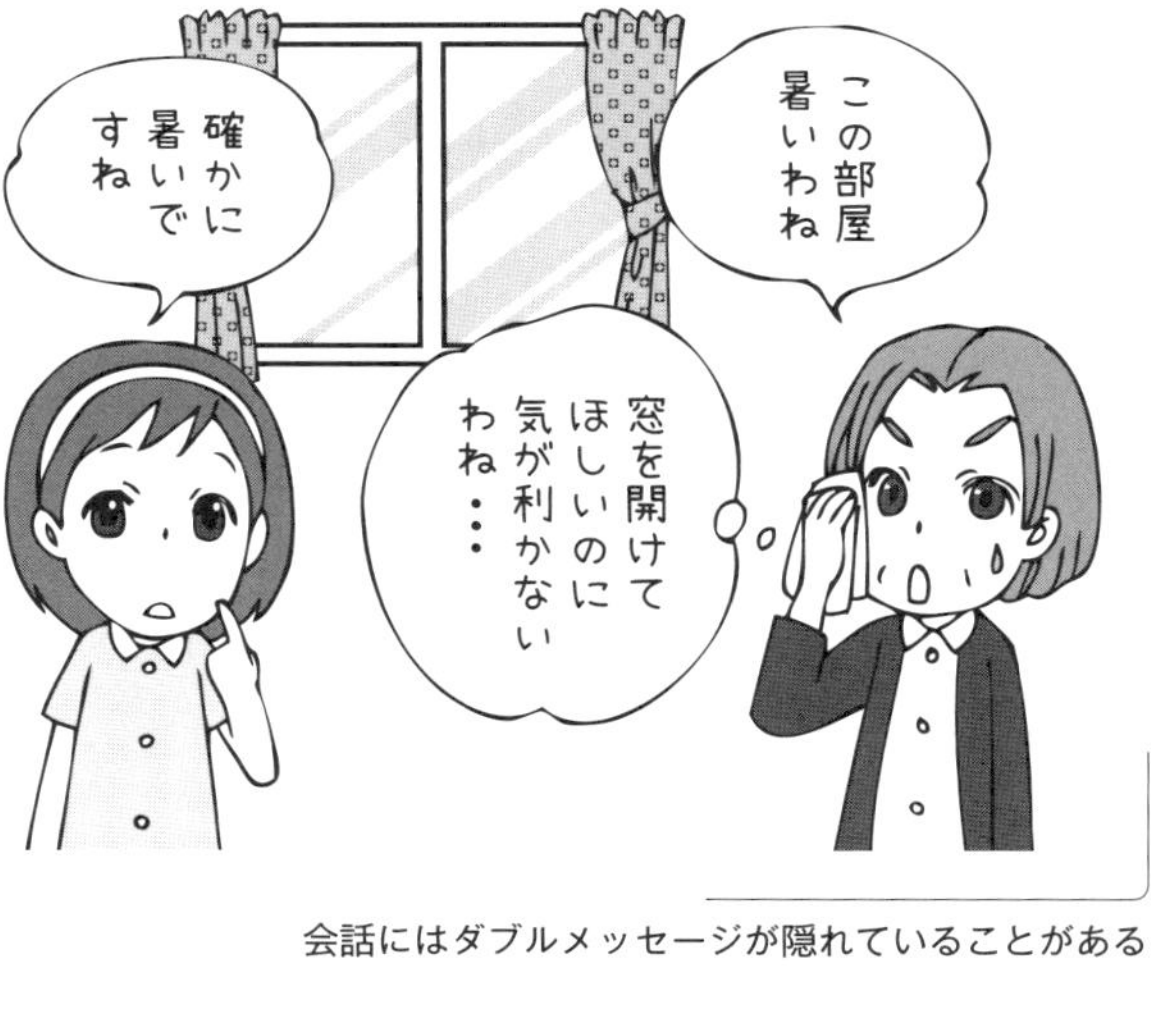
この部屋暑いわね
確かに暑いですね
窓を開けてほしいのに気が利かないわね・・・

会話にはダブルメッセージが隠れていることがある

ですね。私の個人的な意見では、むしろ要求するほうが無茶だと思います。

まあ、こういうことは年寄りの世代の人がよく使う手なので、若い人は苦労することが多いと思います。そのことにエビデンスがあるわけではないのですが…。

斎藤　話がずれてしまいましたので、エビデンスの話に戻しましょう。まどかさんの言う「エビデンス厨」の人たちの多くは、「この場合に役立つエビデンスとは何か?」とか、「そもそもエビデンスとは何か?」に興味があるわけではありません。むしろ、「エビデンス」という言葉を持ち出すことによって、相手の意見や提案を否定したり、自分の権威を誇示したりしているのです。だからそういう人とエビデンスについての議論をしても、不毛なだけなのです。

まどか　ちょ、ちょっと待ってください。確かにそう言っていただけると、だいぶ気が楽にはなりますが、そもそも「エビデンスとは何か?」については、

全然話が進んでいません。これじゃあ、卒論書けませんよ

斎藤　あ、ごめん、ごめん。つい興奮してしまって。

まどか　もしかして先生、誰かに恨みでもあるんじゃないですか？

斎藤　まあ、まあ　それはさておいて、それでは「エビデンスとは何か？」に戻りましょうか。

まどか　今ちょっと思いついたのですが、さっき先生、「そのことにエビデンスがあるわけではないのですが」って仰いましたよね。あのとき先生が仰った「エビデンス」とは、どういう意味ですか？

斎藤　そうそう。まどかさん、うまいですね。議論をそういうふうにもっていくことが「エビデンスとは何か？」について論ずる正しいやりかたなのですよ。

まどか　え、そうなのですか？

斎藤　あのとき私は、何を言おうとしていたかというと、「ダブルメッセージのようなコミュニケーションは、年寄りの世代の人のほうが若い人より多く使っている」ということを主張したわけです。これは「私の主張」と言っても

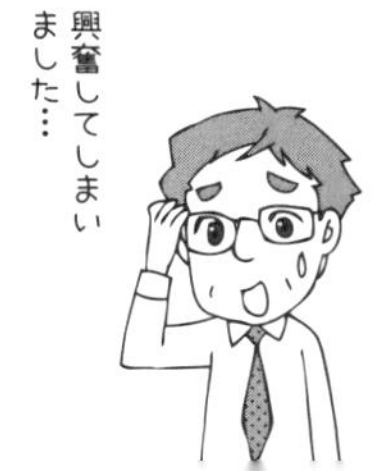

よいし、「私の判断」と言ってもよいのですが、いずれにせよ、ある意味「私の主観」に過ぎないものです。だから、もしまどかさんが「そんなことはない。若い人でもこのようなコミュニケーションをしている人は多い」と主張するならば、どちらの主張が正しいかを判断するための「何か」が必要になります。

まどか ああ、なるほど。その「判断するための何か」がエビデンスなのですね。

斎藤 ピンポーン! そのとおりです。もう少し正確に言うと、**なんらかの判断をするために用いられる「個人の主観から独立した客観的な情報」**が、この場合「**エビデンス**」と呼ばれるわけです。

まどか なるほど。そうすると、斎藤先生は、「さっき話題になったようなコミュニケーションのパターンが、若い人より年配の人によって多く使われている、と判断できるような客観的な情報はない。つまり、それはあくまでも斎藤先生の個人的な見解だ」と仰っているのですね。

斎藤 そのとおりです。しかし私の個人的な見解だからと言って、意味がないわけではありません。もしかして客観的な情報を私が知らないだけかもしれませんから、コンピューターなどを使って情報をさらに検索することもできます。あるいは、自分でそのようなことを実証するための研究を計画することも理屈上は可能です。

まどか　なるほど。そうすると、エビデンスとは「なんらかの判断を行うために利用される情報」であって、相手の意見にケチをつけたり、自分がエライということを証明したりするために用いるものではない、ということですね。

斎藤　そうそう。そのとおりです。**エビデンスとはあくまでも「何を判断したいのか」ということと独立には定義できない**、ということをしっかり理解しておくことは重要です。医療の現場というのは、常になんらかの判断を要求される場ですから、そのために役立つエビデンスを作成し、集積し、利用できる状態にしておくことは、医療実践にとって役立つことは間違いありません。こういうものはエビデンスのデータベースと呼ばれます。

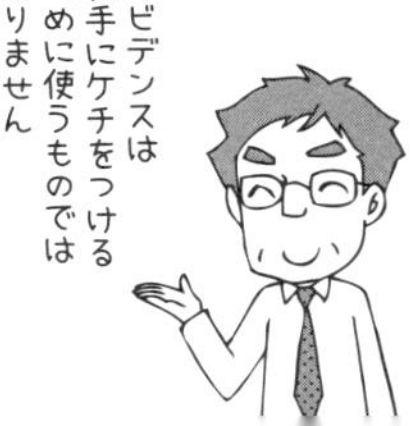
エビデンスは
相手にケチをつける
ために使うものでは
ありません

エビデンスって、研究論文のことなの?

まどか そういうエビデンスとは、具体的にはどういうものになるのですか?

斎藤 ぶっちゃけて言えば、ここでいうエビデンスは、通常「研究論文」の形式をとります。もちろん、研究論文以外の情報も判断に役立つことは当然あるのですが、ここから先は「どういう条件を満たせばそれをエビデンスと呼んでいいのか」という約束事の世界になり、少なくとも、**エビデンスに基づく実践(EBP : Evidence-Based Practice)という文脈においては、エビデンスとは原則として「研究論文」のこと**です。

まどか なるほど。そうすると、私の友だちが上司に、適当に集めた資料や文書を持っていっても、「そんなものはエビデンスではない」と言われてしまうのは、当然ですね。

斎藤 まあ、そうなんですが、その上司の人は、お友だちが何を持ってきても同じことを言う可能性がありますね。前もって**「この領域では、どういう条件を満たせばエビデンスとして認めるか」**を約束事として確認しておかないと、そもそも議論も判断もできません。次の段階としては、あらかじめ合意された**「エビデンスの質を決めるための判断基準」**を用意しておく必要があります。

まどか　私の友だちの会社の業務にも、それに当てはまるような基準なんてあるのでしょうか？

斎藤　はっきりとはわかりませんが、たぶんないでしょうね。このようなエビデンスの基準を最初に整備したのは医療の世界なので、ここでいったん話題を変えて、「エビデンスに基づく医療（EBM：Evidence-Based Medicine)」についてのお

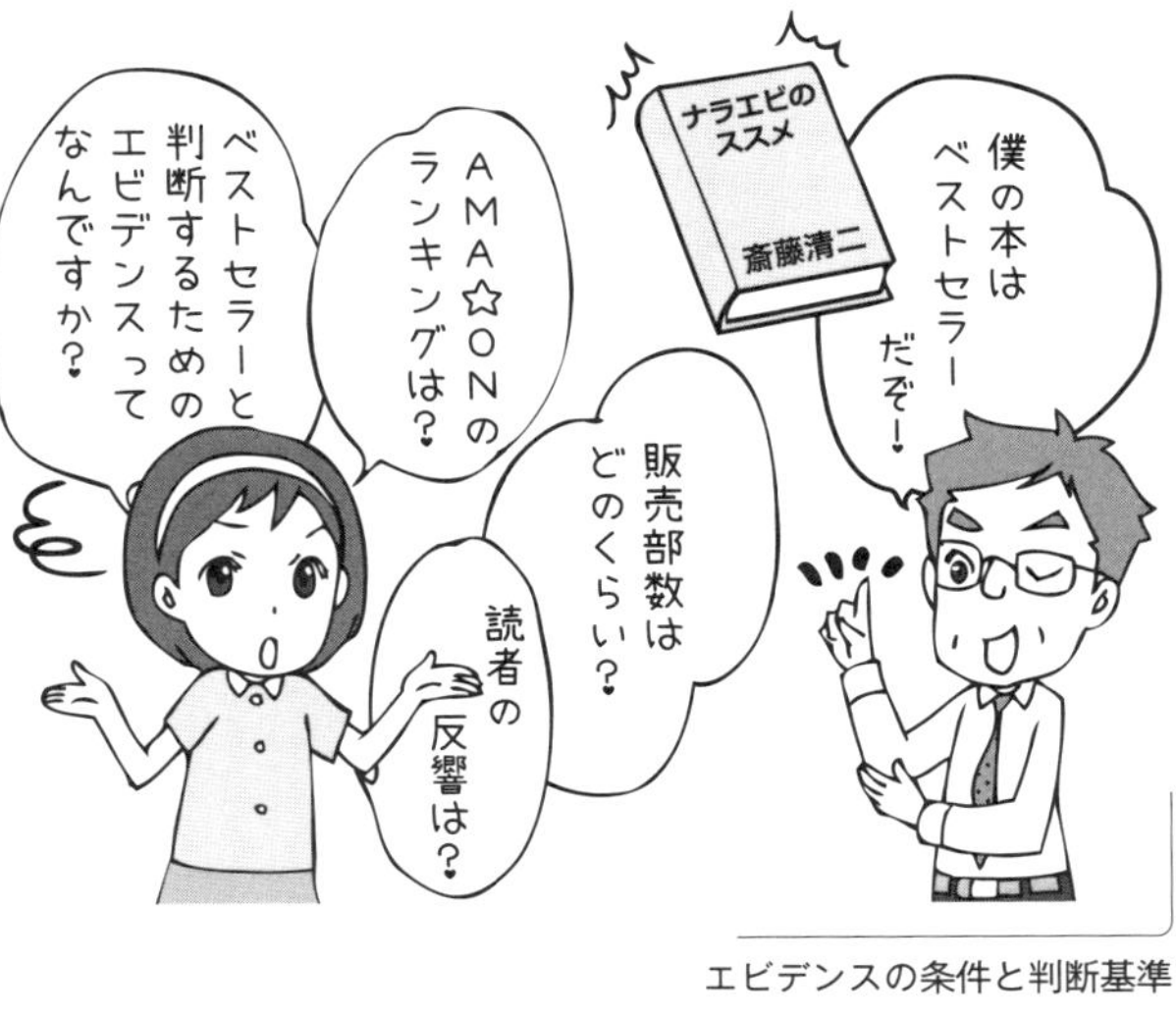
ナラエビのススメ
斎藤清二
僕の本はベストセラーだぞー！
販売部数はどのくらい？
読者の反響は？
AMA☆ONのランキングは？
ベストセラーと判断するためのエビデンスってなんですか？

話をしておいたほうがよいのではないかと思います。

まどか はい。お願いします。

EBMの意味は、言っている人によってバラバラ?

まどか EBMについては、私も一応調べてみました。EBN (Evidence-Based Nursing:エビデンスに基づく看護) も、調べてみると資料は結構ありますが、基本的な概念はEBMを踏襲していると思います。あと、EBP (エビデンスに基づく実践) という言葉もありますね。

斎藤 当たり前のことのようにも思えますが、こういったことについて論ずるときは、とりあえず重要な言葉 (概念) の意味について、前もって話し合いをして、共通了解を形成しておくということは重要なことです。

まどか そうなんですよね! 私、いろいろ調べているうちに、よくわからなくなってしまうことが多かったんです。特にEBMについて調べていくと、言っている人によってすごく意味が違うって感じがするんです。だから頭が混乱してしまいます。

斎藤　よろしければ、具体例をあげてもらえますか？

まどか　はい。例えば、**「EBMとは科学的に有効性が証明されている治療を患者に行うこと」**という説明がよく行われていると思います。そうすると、有効性が証明されていない治療をしてはいけないということになりますよね。例えば、看護師が患者さんの不安や緊張を和らげるためにアロマテラピーをするということは、EBMから見て正しいと言えるのかどうかということが問題になります。つまり「アロマテラピーにはエビデンスがあるのか」ということです。

　これがホメオパチー（同種療法）なんかになると、事はさらにたいへんで、助産師が出生後の赤ちゃんにホメオパチーの薬を勧めて、ビタミンKを飲ませなかったために、脳出血を起こしてしまい、裁判になったという事例がありま

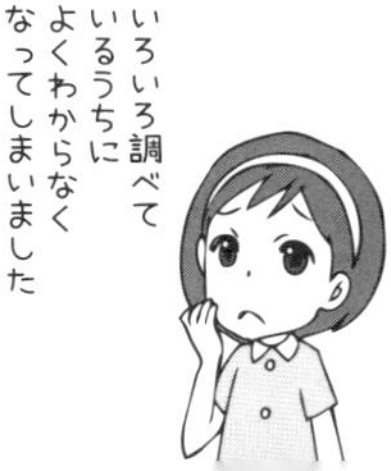
いろいろ調べて
いるうちに
よくわからなく
なってしまいました

した。

斎藤　よく調べていますね。特に後のほうのホメオパチーの問題は、とても微妙な問題ですね。すごく感情的な議論になりやすいので、ちょっと距離を置きたくなります…

まどか　実際にホメオパチー問題は、今でもすごく感情的な議論がインターネット上などで続けられていますね。

斎藤　どういう意見対立になっているのですか?

まどか　はい。ホメオパチーを批判する人たちは、「ホメオパチーの理論は科学的ではない」ということと、「研究の結果、ホメオパチーの効果はプラセボ（偽薬）と差がないので、有効性がない」と言っています。だから、医療者がホメオパチー

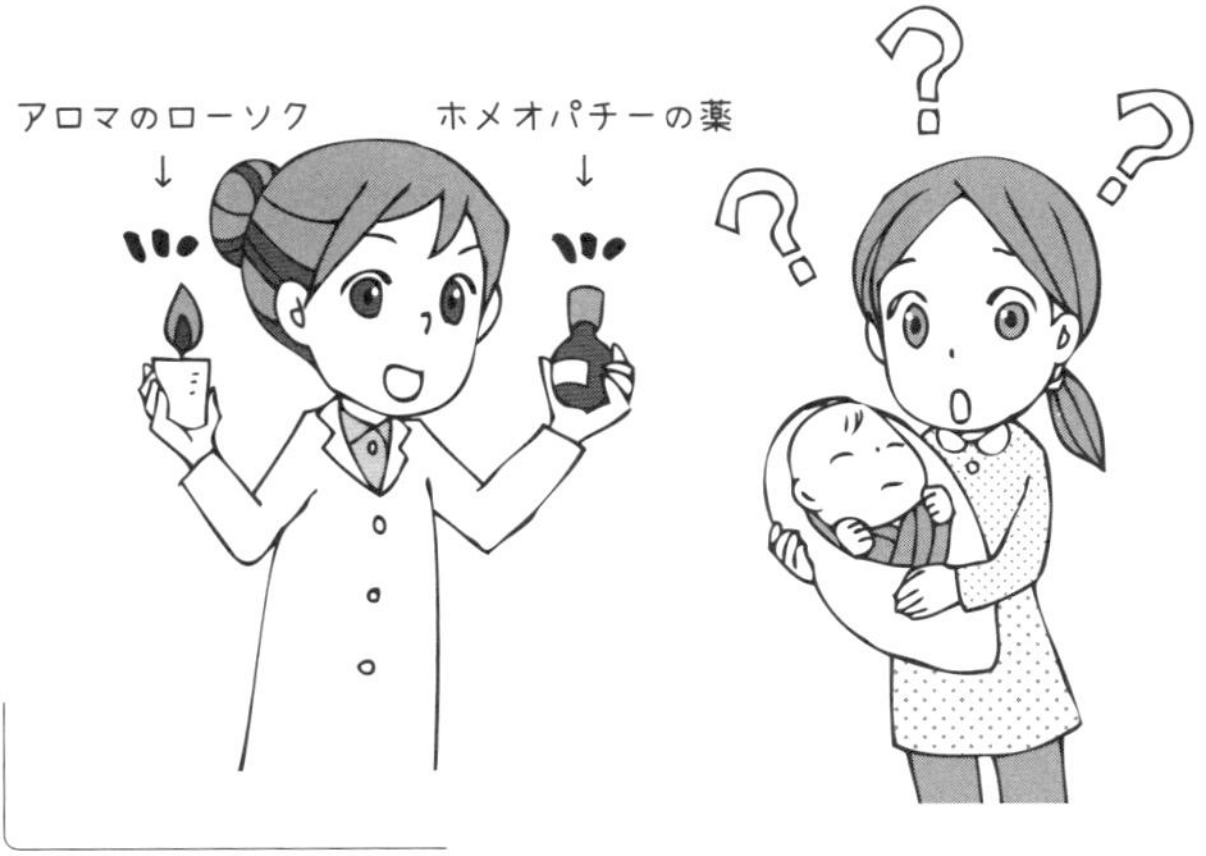

科学的に有効性が証明されていない治療をしてはいけないの？

を採用することは、倫理的に許されないということを強く主張しています。

斎藤 なるほど。それでは、ホメオパチーを擁護する人たちはどのように主張しているのですか？

まどか はい。ホメオパチーの理論は近代科学とは異なる別の科学である。それと、たくさんの研究によってホメオパチーの効果は証明されている、と主張しています。

斎藤 うーん。真っ向から対立しているということですね。

まどか そうなんです。しかも、お互いに自分の非を絶対に認めようとしません。こういう議論を見ていると、そもそもこういう問題を解決するために、EBMって本当に役に立つのだろうかと、どうしても思っちゃうんです。

斎藤 それはもっともな感想だと思いますね。

EBMの定義は2つある?

まどか　それで私、いくら考えてもわからないので、原点に帰ってEBMの定義を調べてみたらよいのではないかと思いました。その結果、どうやら一般に受け入れられているEBMの定義って、2つあるようなんです。

斎藤　なるほど。続けてください。

まどか　1つは、一九九六年にサケット先生らが論文①に発表したEBMの定義です。日本語訳は次のようになります。

EBMとは、個々の患者のケアに関わる意志を決定するために、最新かつ最良のエビデンスを、一貫性をもって、明示的な態度で、思慮深く用いること、である。

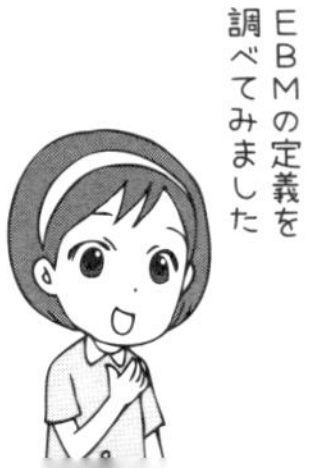

まどか　この定義で、大切なポイントは2つあると思います。1つは、「**EBMとは個々の患者さんへのケアの実践である**」ということ、もう1つは、「**エビデンスとはEBMという医療実践に利用される情報である**」ということですね。

斎藤　すばらしい！　ポイントを的確に押さえていますね。それでは、EBMのもう1つの定義とは何ですか？

まどか　はい。それは、二〇〇〇年発行のサケット先生らのEBMの教科書の第2版[2]に掲載されている定義です。簡潔にまとめると次のようになります。

EBMとは、臨床実践において、「最新・最良のエビデンス」と「患者の意向」と「医療者の臨床能力」を統合すること、である。

まどか　EBMをこの3つの要素の統合とする表現については、その後の教科

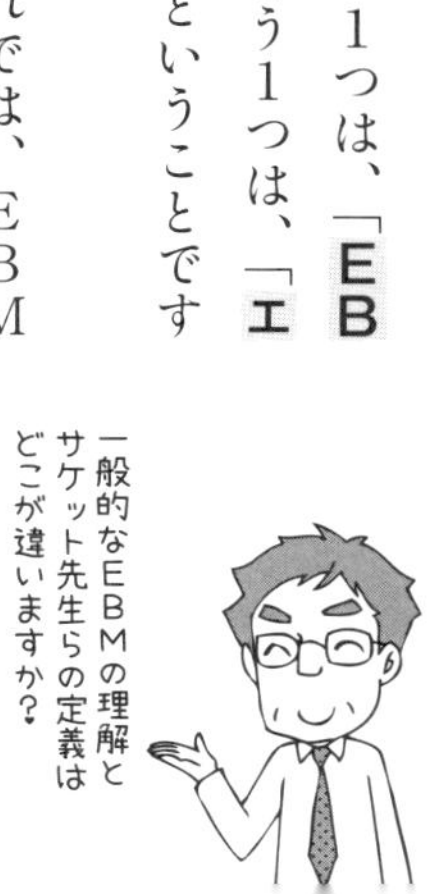
一般的なEBMの理解とサケット先生らの定義はどこが違いますか？

書の改訂版などで少しずつ内容が変わったりしていますが、ほぼ同じと考えてよいと思います。

斎藤　はい、とても簡潔にまとめてくれましたね。ところでどうでしょう、さっき話題にのぼった「EBMとは科学的に有効性が証明されている治療を患者に行うことである」という一般によく言われているEBMの理解と、サケット先生らの2つの定義は、どこが違っているのでしょうか?

まどか　はい。これはとても重要なことだと思うのですが、明確に説明するには、意外と労力がいります。

斎藤　私もそう思いますね😉

まどか　まず第一に言えるのは、一般によく言われているEBMの理解は、だいたい「治療」のことに限定されていますが、本来のEBMは治療に限定されません。**EBMは、患者さんのケアに必要なことについて、なんらかの判断を行っていくプロセス**だと考えられるので、それは必ずしも医師が行う治療だけではないですよね。

斎藤　そのとおりです。医療実践における判断や選択というのは、治療法の選択だけではないということは重要ですね。こういう誤解が生じる根本には、「医者がすることは治療だけ」という思い込みがあります。残念なことに、これまで医者はだいたいそう思ってきました。しかし最近はそうでもなく、例えば、『神様のカルテ』[注5]という小説の主人公の栗原《くりはら》一止《いちと》医師は、「私は医者である。治療だけが医者の仕事ではない」と言っています。

まどか　私は看護学を学んでいるので、「医療で一番大切なことはケアである」という考え方は自然だと感じます。今ちょっと思ったのですが、「医師のすることは治療」で「看護師のすることはケア」というふうに、分けて考えることがあるのですが、ＥＢＭはそもそもそういうふうには考えていないのですね。

斎藤　そうそう、それはとても大切なことだと思います。診断も治療も「ケアのプロセス」の一部ではあるが、すべてではない、とＥＢＭは考えます。それでは、診断や治療のほかにＥＢＭが網羅することって、何があるのでしょうか？

まどか　そうですね。サケット先生らの教科書では、「診断」「治療」のほかに、

注5　213ページ参照。

「予後」「予防」「経済効果」「教育」、そして特に第2版においては、「経験」と「意味」の問題も扱うとされています。確かにＥＢＭが扱っているのは、医療全般に広く関わる問題で、決して治療だけではないですね。

まどか　次の問題なのですが、一般に流布している理解だと、ＥＢＭは「医療における判断はエビデンスだけに基づいて行うべきだ」と主張しているように聞こえますよね。でもこれはたぶん間違いで、サケット先生の定義によれば、ＥＢＭは「エビデンス」と「患者さんの意向」と「臨床家の技術・能力」の3つを、どれも大切にすることを主張しています。

斎藤　そのとおりです。言い換えると、ＥＢＭと

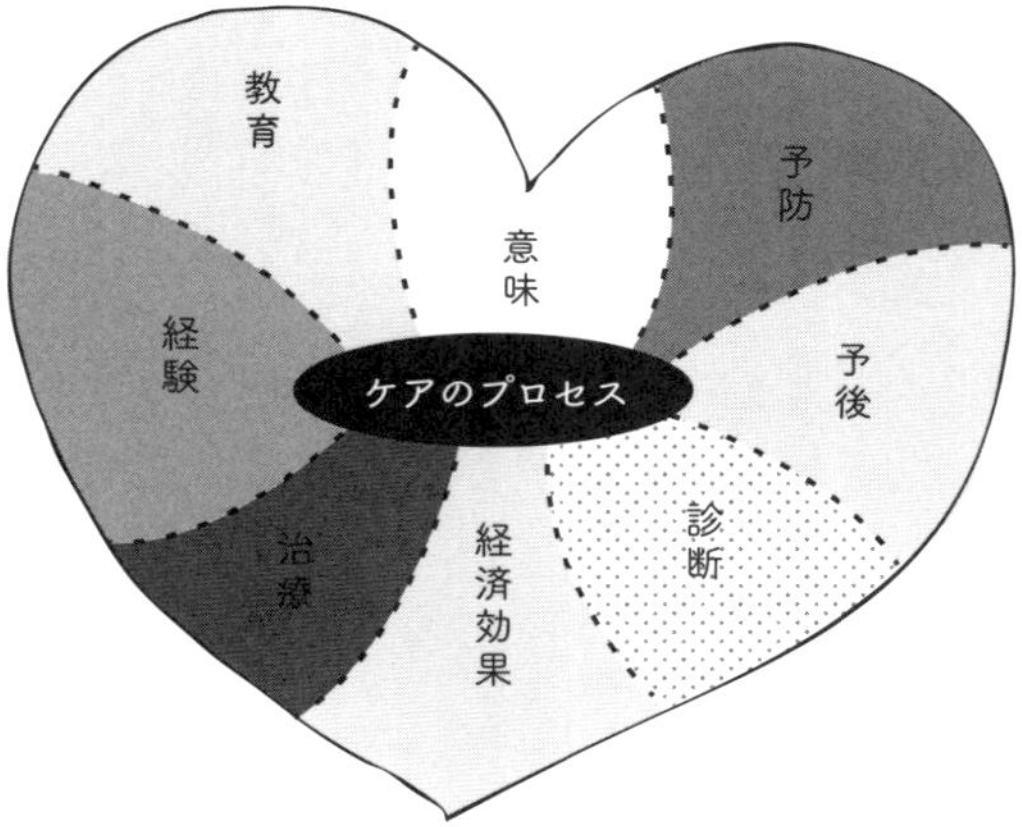

診断も治療も「ケアのプロセス」の一部

は、**客観的情報である「エビデンス」**と、**患者さんからの主観的な情報である「患者さんの意向」**のどちらも大切にし、それを臨床の現場で統合するための**「臨床家（医療者）の技術・能力」**を重要視しているわけです。このプロセスは、**あくまでも目の前の患者さんへの個別のケア**であり、そこにおいて、**エビデンスという客観的な情報は有効に利用されるもの**であって、決してエビデンスだけで物事が決まるということではない、ということですね。

斎藤　ここでまとめておきましょう。

まどか　はい。今日学んだことは、1つは「エビデンスとは何か？」という問いの答えであり、もう1つは「エビデンスに基づく実践（医療）とは何か？」ということですね。私なりに今日学んだことをまとめてみました（24ページの「まとめ」を見てね）。

斎藤　なんか今日は堅苦しい話ばかりになってしまいましたが、このくらいにして、また次回この続きをお話しすることにしましょう。

まどか はい。ありがとうございました。あの…1つお願いがあるのですが、この次、私の友人を連れてきて、一緒にお話をうかがってもよろしいですか？

斎藤 ええ、もちろん大歓迎ですよ😊

まどか わぁ、ありがとうございます。それでは今日はこれで失礼します。

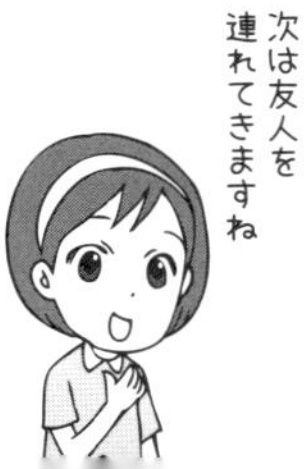

まとめ

- エビデンスとは、なんらかの判断をするために用いられる「個人の主観から独立した客観的な情報」である。

- エビデンスに基づく実践（EBP）という文脈において、エビデンスとは通常、研究論文の形式をとる。

- EBMには以下の２つの定義がある。それは…
  ①個々の患者のケアに関わる意志を決定するために、最新かつ最良のエビデンスを、一貫性をもって、明示的な態度で、思慮深く用いること。
  ②臨床実践において、「最新・最良のエビデンス」と「患者の意向」と「医療者の臨床能力」を統合すること。

- エビデンスとはEBMのプロセスにおいて利用される情報であって、EBMは「エビデンスだけに従って行われる医療」ではなく、「エビデンスを有効に利用して行われる医療」である。言い換えると、EBMは「エビデンス至上主義の医療」ではない。

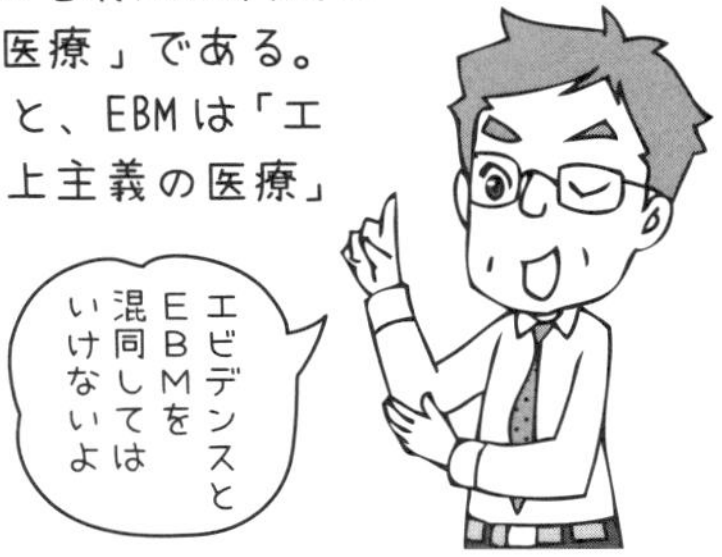
エビデンスと
EBMを
混同しては
いけないよ

Chapter

2

エビデンスって、役に立つの?

まどか　こんにちは、先生。前回はありがとうございました。この前お願いしていたように、今日は友人と一緒におじゃましました。

あい　はじめまして。まどかの同級生で、杉谷《すぎたに》 藍《あい》と言います。よろしくお願いします。

斎藤　あいさん、ようこそ。斎藤です。はじめまして。

あい　あのぉ、私、まどかとよく卒論のテーマを話し合うのですが、私の卒論のテーマは「緩和ケア」なんです。

斎藤　ああ、それはとても重要な領域ですね。

あい　はい。最近は「緩和ケアにもエビデンスが必要だ」と言われるようになってきているみたいなんです。でも一方では、「エビデンスに頼り過ぎると、ケアの一番大切なところが失われてしまう」と仰る先生もいらっしゃって、よくわからなくなっちゃったんです。それで、まどかから斎藤先生のお話を聞いて、私も一緒に勉強させていただこうと思いました。

斎藤　それは大切な着眼点だと思いますね。では、今日はあいさんから話題提

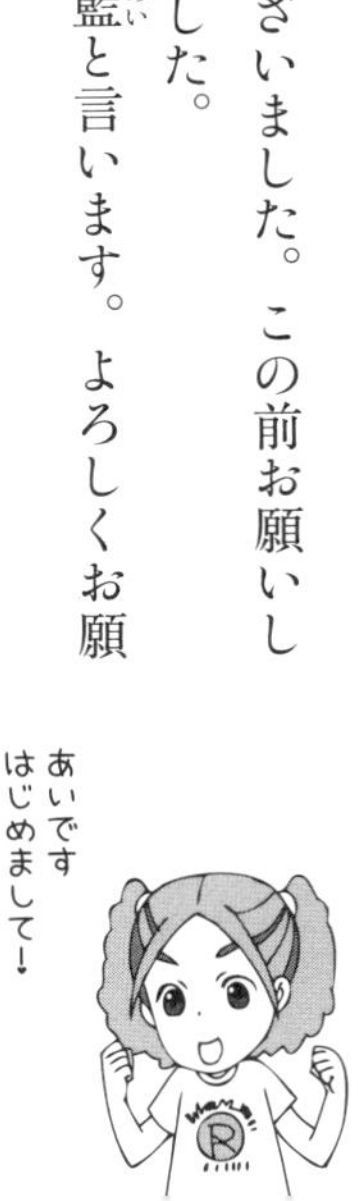

供をしてもらいながら、三人で一緒に勉強していくことにしましょうか。

あい　はい。よろしくお願いします。

まどか　わぁ、私も楽しみです。それじゃ、あい、よろしくね

個々の患者さんに、EBMはどう役に立つの？

あい　実は私、実習である患者さんの担当をさせていただいているのですが、とても考えさせられるところが多くて…。

斎藤　そうなのですか。具体的に個々の患者さんの問題について考えていくことは、EBMを学ぶ場合もとても大切なことです。よければ少し詳しく話してくれませんか。

あい　はい。私が担当している患者さんを、仮にAさんとします。Aさんは8年前に乳がんと診断され、乳房摘出の手術を受けておられます。その後5年ほ

どの間は順調だったのですが、3年前に骨に転移が発見されて、再発と診断されました。その後、化学療法や放射線療法などのいろいろな治療が試みられたのですが、残念ながら、病勢の進行は食い止められていません。現在、肺に大小無数の転移巣があり、呼吸困難のため在宅酸素も検討されるような厳しい状況です。そうしているうちに、気分が落ち込んで何も手につかない状態になってしまいました。緩和医療の適応も考慮されて、呼吸器科からの紹介で緩和医療外来へ紹介されました。

斎藤　うーん。なかなか厳しい状況にいらっしゃる患者さんですね。Aさんのお話を聞いて、あいさん、どう感じましたか？

あい　はい。Aさんに対して何をしてあげられるんだろうかって、悩んでいるというのが正直なところです。私

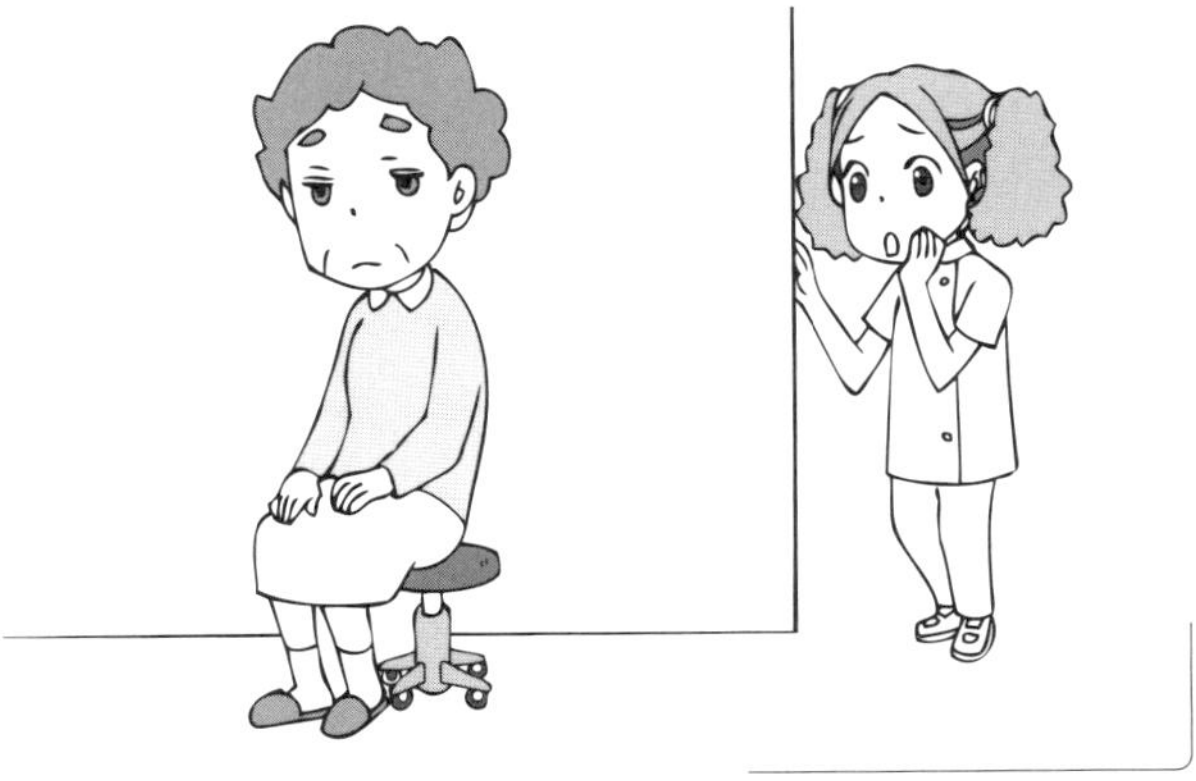

はまだ学生ですが、将来Aさんのような患者さんのお世話ができるナースになりたいと思っているので、なおさらです。

まどか　私も、あいから話を聞いて、私たちにできることって、なんだろうと真剣に考えました。私たちは看護学生として、患者さんをケアすることの大切さを日々学んでいるのですが、一方では「最良のケアをするにもエビデンスが必要だ」とも言われます。でも、Aさんのような患者さんにEBMの方法論がどのように役に立つのかと言われると、全く見当もつかないです。

斎藤　あなたたちは、本当に大切なことを学んでいますね。しかも、教えられたことを単に覚えるというのではなくて、自分の頭で考えようとしている。それはとてもすばらしいことだと思います。Aさんの事例は、私もお話を聞いているだけでとても心を動かされるのですが、ここでは少し冷静に、「エビデンスに基づく実践」の考え方がAさんにどのように役に立つか、ということを、一緒に考えていきましょう。

斎藤　それでは、Aさんという患者さんに、「EBMの考え方に従ったケアをしていく」とは具体的にどういうことなのか、ということから始めましょう。**EBMの実践には有名な「5つのステップ」があります**。まどかさん、あなたから説明してくれませんか?

まどか　はい。私もEBMの基本を学んだばかりなので、正確に説明できるかどうかわかりませんが、できるだけやってみます。「EBM実践の5つのステップ」を簡単にまとめると、図1のようになります。

あい　このステップは私も知っています。Aさんは乳がんの患者さんだから、乳がんの最新治療についてのエビデンスを調べればいいのかしら?

まどか　それは、たぶん違うわ。一般に、EBMというと、ステップ2と3のことだと勘違いしている人が多い

ステップ1　→　患者さんの問題(臨床疑問)の定式化

ステップ2　→　問題についての情報収集

ステップ3　→　得られた情報の批判的吟味

ステップ4　→　得られた情報の患者さんへの適用

ステップ5　→　これまでの実践の評価

図1・EBM実践の5つのステップ

のよね。いきなりエビデンスの情報を調べることから始める人が多いけど、そうではなくて、まずＡさんの問題を整理する必要があるのよ。

斎藤　そうそう。まどかさんが言っていることは、ＥＢＭの実践において極めて重要なことです。**ＥＢＭは、「医療実践とは問題解決の過程である」という前提に立っています。**そして、**患者さんの問題を解決するために、「エビデンス」を用いる**わけです。そのためには、ＥＢＭの方法が使えるような形で、Ａさんの抱えている問題を整理する必要があります。これを「**臨床疑問の定式化**」と呼び、この作業がＥＢＭの最初にくるステップ１です。まどかさん、続けて説明してください。

まどか　はい。それでは、「臨床疑問の定式化」のための方法について説明します。これはＰＥＣＯあるいはＰＩＣＯと呼ばれる４つの要素を用いて、問題を構造化していく方法です。図２のように整理されています。

あい　な一るほど。このペコちゃんにそって、Ａさんの問題を定式化していけばいいのね。う一ん…結構難しいなぁ

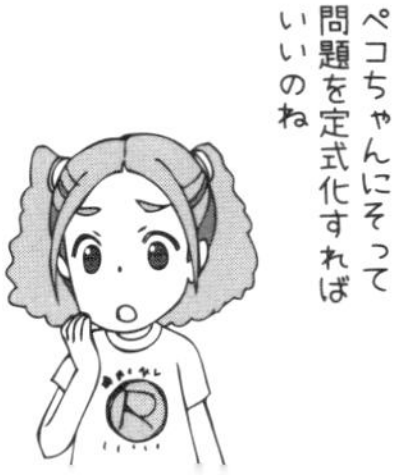
ペコちゃんにそって
問題を定式化すれば
いいのね

まどか　それじゃ、あくまでも議論のたたき台としてだけど、私がやってみるわね。図3のような感じかしら？

あい　なーるほど。こんなふうにすればいいのね。まどか、さすがに卒論のテーマに選んだだけのことはあるね。…あれっ、でもこれって、Aさんにこのまま当てはまるかなぁ？

まどか　え、どういうこと？

あい　だって、Aさんの場合、もう可能な治療はほとんどやりつくされた状況で、それでも効果がなくて緩和医療外来に紹介されてきたのよ。それにAさんが困っている問題って、「気分が落ち込んで、何も手につかない」ことじゃないのかなぁ。

まどか　あ、そうか。確かにAさんが紹介されてきたところは、化学療法科の外来でも放射線科の外来でもない

P（patient）→　どんな患者さんに

E（exposure）または I（intervention）

→　何をすると

C（comparison）→　何と比較して

O（outcome）→　どうなるか

図2・臨床疑問の定式化（PECO・PICO）

ものね。それに「生命予後」というのも、この時点ではAさん自身の困りごとではなくて、医療側からみた関心よね。

斎藤　そうそう。二人ともとても良いところに気がついているね。EBMのステップ1における定式化というのは、必ずしも1つだけの正解があるというわけではないんだ。Aさん自身が感じていることを尊重し、Aさんが置かれている現実的な状況を考慮して、違うように問題を定式化することもできそうだね。まどかさん、どう思う？

まどか　はい。それでは、Aさんが訪れたところが緩和医療外来だということと、Aさんが一番困っている問題が「気分の落ち込み」と「何もする気がしない」だということを考慮して、PICOを作り直してみます。

P → 再発性乳がんの患者さんに

I → ある治療を行うと

C → 治療を行わない、あるいは他の治療を行った場合に比較して

O → 生命予後を改善させるか

図3・まどかが考えた患者AさんのPICO

あい　あ、ちょっとその前に、そもそもAさんの診断ってなんなのかなぁ？

まどか　うーん。厳密に言うと難しいわね。でも確か、「気分が落ち込んでいますか？」「今まで楽しめていたことが楽しめなくなっていませんか？」という2つの質問に対する答えがどちらも「はい」の場合、高い確率で「うつ状態」と診断できるって習ったような気がするけど。

斎藤　まどかさんはよく勉強しているね。診断についてのエビデンスは、議論し出すとなかなか難しい点もあるけれど、ここでは、気分の落ち込みと無気力状態が一定期間以上続いているので、とりあえずAさんはうつ状態にあると考えることにしよう。

まどか　はい。それでは、Aさんにどのような介入（治療）を行うかという観点から、図4のようにPICOを

P → 重篤な身体疾患を伴う、
中年のうつ状態の患者さんに

I → ある治療を行うと

C → 治療を行わない、あるいは他の
治療を行った場合に比較して

O → うつ状態を改善させるか

図4・まどかが作り直した患者AさんのPICO

考えてみました。

あい　なるほど。このほうがAさんの実情にあっているね。でも、まだちょっと引っかかるなぁ…。Aさんの問題は、「うつ状態」だけではなくて、もっと複雑で重い問題だと思うんだけど。Aさんの人生のすべてに関わるというか…。

まどか　うーん、私もそう感じるけど、でもとりあえずこの問題について調べるだけでも、Aさんにとっては役に立つと思うの。

斎藤　二人が感じていることは正しいと私も思うね。EBMは、人間のすべての問題を一度に扱えるわけではない。しかしだからと言って、EBMが役に立たないわけでもない。その話題についてはまた後で取り上げることにして、先に進もうか。

あい・まどか　はい、お願いします。

斎藤　ちょっと古い資料になるけれど、『クリニカル・エビデンス・issue 9日本語版』[3]という、日本語で読めるエビデンスの資料集があるので、それを使ってこの臨床疑問のエビデンスを調べてみることにしよう。

あい　この場合は、治療法（介入法）のエビデンスを調べることになるのですね。

斎藤　そうそう。それではまどかさん、Aさんの治療としては、どんな選択肢がありますか？

まどか　えーっと、うつ状態の患者さんへの治療法のエビデンスとしては、この本には図5のように書いてありますね。

あい　えーっ！　私、うつの治療って、お薬を飲んでもらうしかないと思っていたよ。

☆☆有益である（複数のRCTによる根拠がある）
- 抗うつ薬の処方
- 認知療法
- 対人関係療法

☆有益である可能性が高い（RCTによる根拠がある）
- 抗うつ薬と精神療法の併用
- 非指示的カウンセリング
- 問題解決療法
- セント・ジョーンズ・ワート（西洋オトギリ草）

図5・うつ病性障害（軽症〜中等症）への介入オプションのエビデンスの強さ[3]

まどか　そうよね。私も調べてみるまではそう思っていたので、びっくりしたの。抗うつ薬の処方が効果があるのは当然としても、お薬ではない方法もたくさんあるのね。確か認知療法は、お薬と同じくらい効果があると習った覚えがあるわ。でもびっくりしたのは、非指示的カウンセリングにも効果がある、というエビデンスがあるってことよ。

あい　それじゃぁ、看護師がしっかりと患者さんのお話を傾聴する、ということにも効果があるの？

まどか　そう考えていいと思うわ。

あい　それに、セント・ジョーンズ・ワートって、ハーブの一種じゃないの。これって民間療法でしょ…。

まどか　実際のところはよくわからないけれど、少なくとも1つ以上のRCT（無作為割り付け研究）[注6]で有効性が実証されているらしいわ。

あい　へーっ、びっくりしたなぁ。私、うつ状態に対する治療って、抗うつ薬しかないと思っていました。でも、こんなにたくさんの全く違う治療法があり

注6　57ページ参照。

得るのですね。

斎藤　そうなんだよ。私たちは一般に、身体の病気への治療法にはエビデンスがあるのは当然としても、気分が落ち込むなどの精神的な状態への治療法のエビデンスは少ないだろうと思いがちだ。しかし実際には、うつ状態に有効な治療法については、膨大な数の研究が報告されている。しかも、有効性が実証されている方法はたくさんあり、それぞれの治療法の間に有効性の差があるという直接のエビデンスは見い出されていないんだよ。

あい　えっ、どういうことですか？　単にお話を聞くだけのカウンセリングよりも、認知療法のようなしっかりとした治療のほうが有効性は高いのではないのですか？　それに、うつ状態にある人にお薬を飲んでもらわずにいたら、自殺してしまうとか、とても危険なことが起こるのではないのですか？

斎藤　確かに通常はそう思いやすいんだけどね

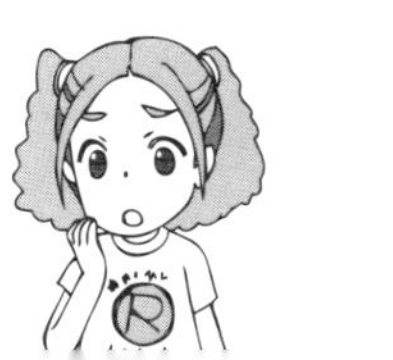

「この治療にはエビデンスがある」という意味は?

斎藤　それでは今度は、うつ状態に対する抗うつ薬の効果はどのくらい期待できるのか、ということを調べてみようか。まどかさんお願いします。

まどか　はい。ちょっと数字が出てくるのでややこしいのですが、ある研究からのデータを具体的にあげてみたいと思います。この研究は、がんや糖尿病などの重篤な身体疾患をもったうつ病患者838例についてのシステマティック・レビュー[注7]の結果で、無作為に割り付けられた抗うつ薬投与群366名とプラセボ(偽薬)投与群325名の比較です。治療についてのエビデンスとしては、最も質が高いとされている研究デザインですね。

あい　信頼性の高いエビデンスということね。

まどか　そうなの。それでその結果なんだけど、薬を投与されて4週間から12週間後にうつ状態が改善した人は、抗うつ薬群では52%、プラセボ群では30%だったそうよ。

注7　57ページ参照。

あい　へえ、そうなの。やっぱり抗うつ薬って効果があるのね。

まどか　確かにそのとおりなの。言い換えると、抗うつ薬を飲んだ人の約半数は改善したのに対して、偽薬を飲んだ人では３割しか改善しなかった、ということになるわ。つまり、「抗うつ薬は偽薬よりも効果がある」ということが統計上有意に示されたということになるわね。

斎藤　そうそう。普通はそう思うよね

まどか　あれ、先生、なんか意味あり気な言い方ですね。

斎藤　じゃあ、ちょっとこの結果を言い換えてみよう。うつ状態の人に本来は効果がないはずの偽薬を飲ませても３割の人は良くなり、抗うつ薬を飲ませても半分

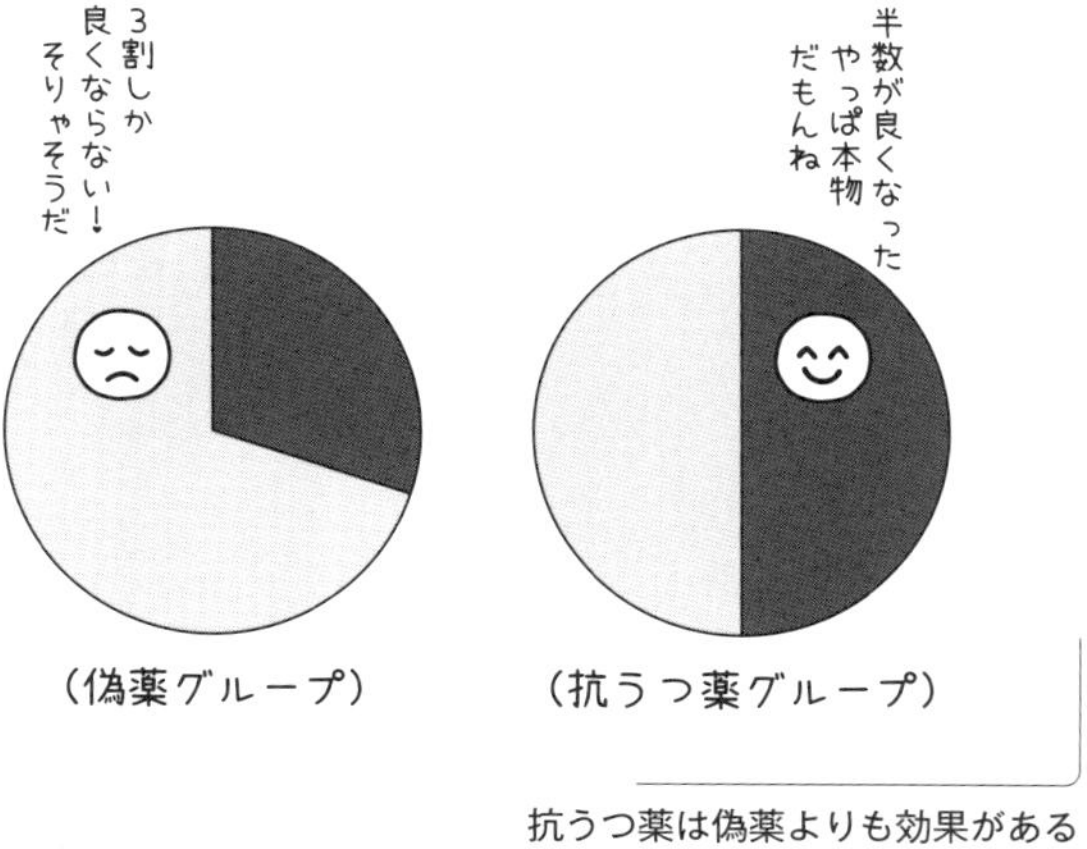
半数が良くなった
やっぱ本物
だもんね
3割しか
良くならない！
そりゃそうだ
（抗うつ薬グループ）
（偽薬グループ）

抗うつ薬は偽薬よりも効果がある

は良くならなかった、ってことだよね。

あい　え! あーなるほど。それじゃあ、抗うつ薬を飲んでもみんなが良くなるわけじゃないし、お薬を飲まなくても、みんなが治らないわけでもないんですね。

まどか　うーん。なんか言葉で言いくるめられているような気もしますが…、そう言われてみればそうですね。それよりびっくりするのは、偽薬でも3割はうつ状態が改善するってことですよ!

斎藤　そうそう。うつ病に対して抗うつ薬が有効だと聞くと、多くの人は、抗うつ薬を飲まないと絶対に良くならず、飲めば必ず良くなると勘違いしやすいのだが、実はそうではないということだね。

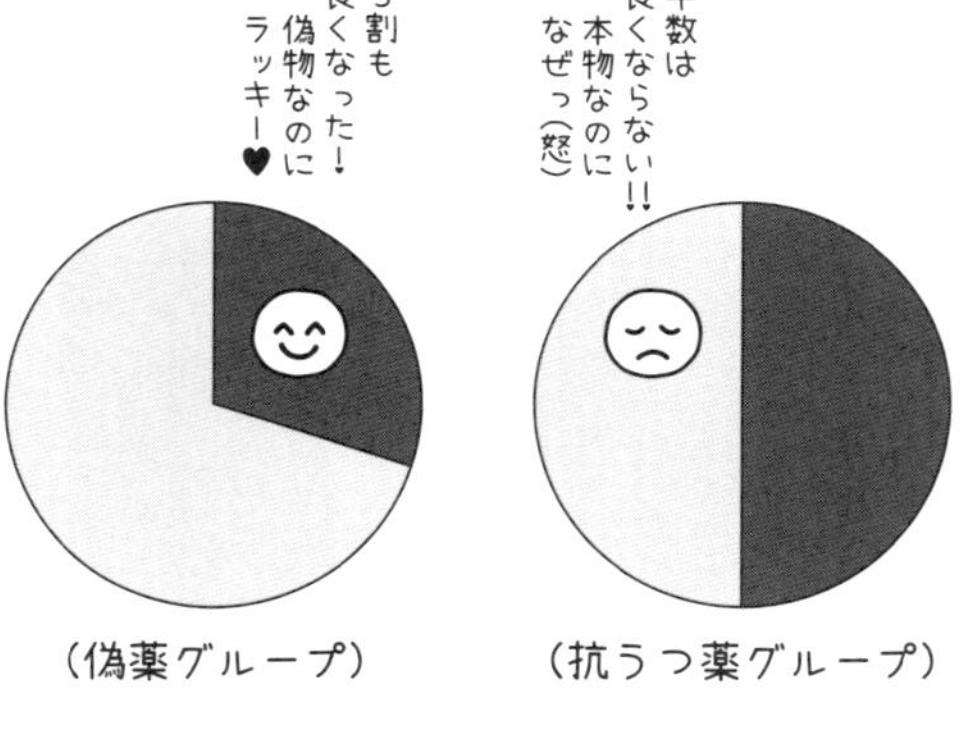
半数は良くならない!!
本物なのになぜっ(怒)
3割も良くなった!
偽物なのにラッキー♥
(抗うつ薬グループ)
(偽薬グループ)

「抗うつ薬は偽薬よりも効果がある」を言い換えてみると…

斎藤　ところであいさん、NNTという指標を知っていますか？

あい　NNTですか、えーっと……。まどか、タッチお願い！

まどか　はい。NNTとは、「治療必要数（number needed to treat）」と呼ばれている指標です。ひとことで言うと、「一人に効果をもたらすためには、何人を治療する必要があるか」を示す指標です。

あい　へー。それって、どうやったらわかるの？

まどか　実はNNTというのは、絶対リスク指標の1つなんです。絶対リスク指標というのは、その治療をすると、実際何人に効果がある（リスクが減る）かということです。今回の研究では、実際に行われた効果の判定から計算できます。

あい　じゃあ、相対リスク指標というのもあるのね。

まどか　そう。その場合は、その治療をすると、別の治療をするか、または何もしないのに比べてどのくらい効果があるかということよ。さっきの例で言うと、抗うつ薬で治療すると、偽薬を飲んでもらうのと比べてうつが治らない人を32％減らせる、というのは相対リスクの説明をしているということになるわ。とても重要なことは、相対リスク指標も絶対リスク指標も、どちらも同じデータから導き出したものだということなの。

あい　ふーん。それじゃあ、今回の研究結果だと、抗うつ薬治療のNNTはどのくらいなの？

まどか　計算すると、NNT＝4になるわ。つまり、重篤な身体疾患をもったうつ状態の患者さん四人に投薬治療を行うと、その治療のおかげで一人の患者さんのうつが改善するという意味よ。

あい　あれ、へんね。さっきまでの話だと、抗うつ薬は5割以上の人に有効だったはずだけ

用語解説

【絶対リスク指標】

その治療をすると、実際何人に効果がある（リスクが減る）かを示す指標。NNT（治療必要数）は絶対リスク指標の１つで、絶対リスク減少（ARR）の逆数である。この事例では、NNTを計算すると４で、四人に抗うつ薬治療をすると、うつが改善する人を一人増すことができる。

【相対リスク指標】

その治療をすると、対照群と比べてどのくらいリスクを減らすかの指標。この事例では、抗うつ薬で治療した場合、プラセボで治療した人と比べて「良くならない人」を32％減らすことができるので、相対リスク減少（RRR）は0.32であると表現する。

ど。

まどか そこが勘違いしやすいところなのだけど、抗うつ薬を飲まない人でも3割が良くなっていたでしょう。だから全体でみると、「抗うつ薬のおかげで良くなった人」は、大雑把に言うと四人に一人ということになるのよ。残りの三人の人の運命は、抗うつ薬を飲むか飲まないかに関わらず、同じだったということね。

あい えー、そうなの！ でもそうすると、抗うつ薬を飲んでいるうつの人のうち、四人に三人は、むだに薬を飲んでいるということになるよね。

まどか 実はそのとおりなのよ。でも、それじゃ抗うつ薬だけがそうなのかというと、それは違うの。例えば、高血圧の人への降圧薬投与による治療はエビデンスのある薬物療法の典型みたいに言われているけど、NNTはだいたい20から30くらいが普通なの。高脂血症の人へのコレステロールを下げる薬（スタチン製剤）の場合なんか、NNTはそれ以上に大きくて、50から100くらいのこともあるのよ。だから、ほとんどの人はむだに薬を飲んでいるとも言えるわ。

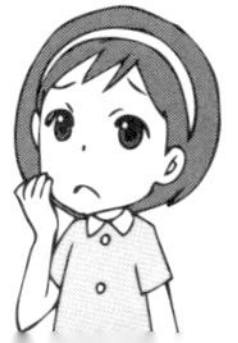
薬による治療は
統計学的に有効だと
評価されているんだけど
なぁ・・・

それでも、こういったお薬による治療は、「統計学的には確実に有効性がある」と一般には評価されているのよ。

あい へー。びっくりしたなぁ。「この治療にはエビデンスがある」なんて言い方、本当によく聞くけど、詳しくみていくと、理解しなければならないことがとっても多いのね。

★

斎藤 二人とも、とてもよい議論をしているね。EBMについて知らなければならないことはほかにもたくさんあるのだけれど、とりあえず、今日学んだことを整理してみようか。

あい はい。とてもびっくりしたことが多くて、ちょっとまとめ切れていないのですが、一番感じたのは、**医療における治療的介入には、とてもたくさんのオプションがある**ということです。私は、うつ状態の人への「エビデンスのある治療」は、抗うつ薬を飲んでもらうことしかないと思っていたのですが、そうではなくて、とても幅広い選択の可能性があるのですね。しかもその中には、「患者さんのお話を傾聴する」という方法も含まれている、ということが印象的でした。

まどか　私はエビデンスを調べることで、「抗うつ薬を飲んだからといって、必ず治るわけではないし、飲まないからといって良くならないわけではない」ということが客観的にわかる、ということがとても印象的でした。だから、**「お薬をあえて飲まない」という選択肢にも正当性がある**ということを、エビデンスが示してくれているということになりますよね。

斎藤　あなたたちは本当に、エビデンスやＥＢＭの重要なポイントを的確に把握していると思うよ。僕なりに、今日学んだポイントを整理してみたので、参考にしてくださいね。

あい・まどか　今日は、本当に勉強になりました。ありがとうございました。

まとめ

EBMを正しく理解すると…

- 医療実践における、多様なオプション（選択肢）が存在すること、あるいは存在しないことを知ることができる。
- 唯一絶対の正しい医療の方法論など、存在しないことが再確認される。
- ある介入を「あえてしないこと」を選択する正当性が理解される。
- 医療判断における選択の可能性が広がり、医療実践の適切な自由度が設定される。
- エビデンス以外の医療の要素（患者・医療者の主観性や対話など）の重要性が再認識される。

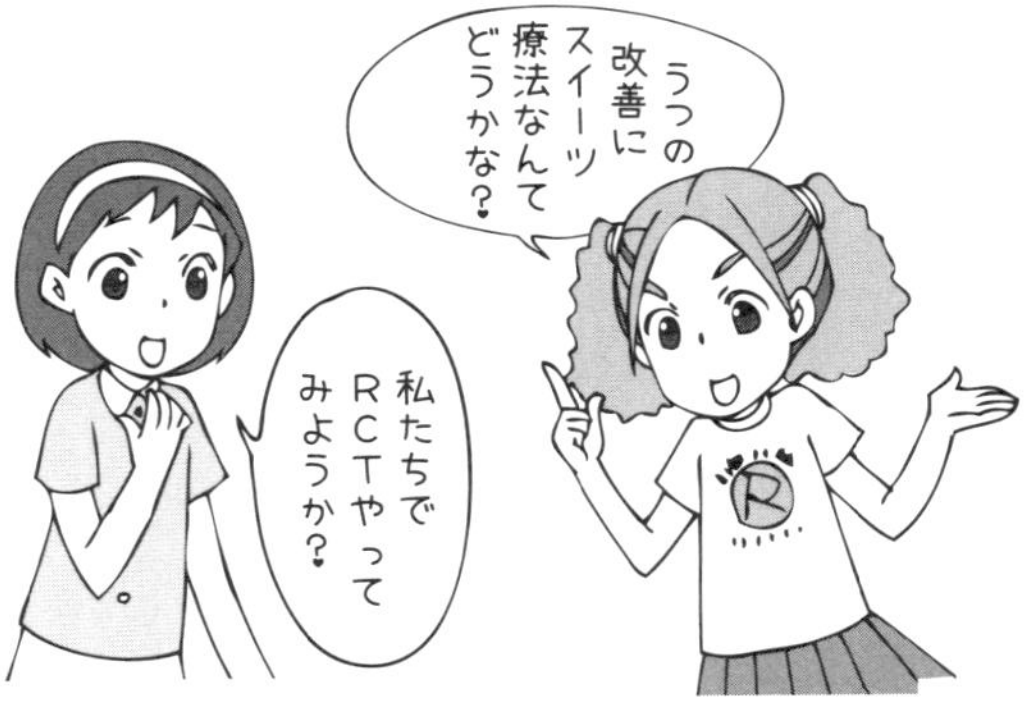
うつの改善にスイーツ療法なんてどうかな?
私たちでRCTやってみようか?

Chapter 3

エビデンスは未来を教えてくれる?

まどか　こんにちは、先生。前回はありがとうございました。今日もあいと一緒におじゃましました。

あい　こんにちは。前回のお話はとっても役に立ちました。今日もたくさん勉強したいので、よろしくお願いします。

斎藤　やあ、二人ともいらっしゃい。じゃあ、今日は何から始めましょうか？

あい　はい。前回、私が実習でお世話している患者さんのことをお話ししましたが、今日も実習で体験したことから始めさせていただいてよろしいですか。

斎藤　もちろん大歓迎ですよ

エビデンスは確実な未来を告げてくれるの？

あい　それじゃあ、お願いします。実は前回もお話ししたように、私は、緩和ケアを卒論のテーマにしているのですが、以前から疑問に感じていることがあるんです。

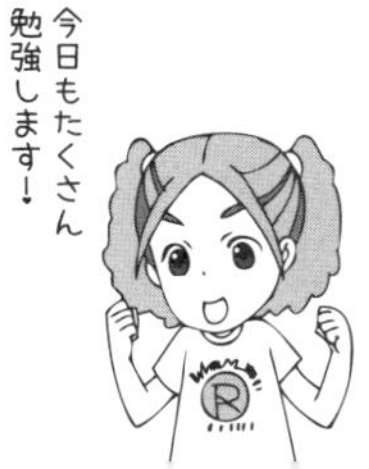

斎藤　それはなんですか？

あい　はい。先日の臨床実習で、患者さんへの病名告知が行われる場面に同席させていただいたんです。もちろん、その経験はとても貴重なものだったのですが、ちょっと疑問に思ったことがあるんです。

まどか　学生のうちに、そんな重要な面接に同席させていただけるなんて、滅多にない機会ね。どんな患者さんだったの？

あい　その患者さんは進行膵臓がんだったの。肝臓に転移もあって、根治手術はできないことがはっきりしていたのよ。

まどか　えっ、そうなの。それはきついわね。

斎藤　今でこそ、たとえ根治不能であっても悪性腫瘍の病名を患者さんに告知することは当たり前になったけれど、少し昔だったら、そもそも病名を正直に告知するかどうかも迷ったところだね。

あい　そうなんです。でもその患者さんはとてもしっかりしたお人柄で、正確な告知を希望しておられて、淡々と説明を聞いていらっしゃいました。膵臓がんという病名を告げられたときにも落ち着いているように見えました。でも私がハラハラしながら聞いていたのは、患者さんの余命について先生がどう告げるか、というところだったんです。そのときのやりとりの一番ポイントになるところを再現してみます。

医師　Bさん。あなたが1年後に生存しておられる確率はおおよそ20％です。

患者　えっ、そうなんですか！…かなり悪い病気なんですね…。先生、それで私は、いつまで生きられるのでしょうか？

医師　……。

まどか　うわー。とっても深刻なお話だったのね

あい　ええ、先生はそこで絶句してしまい、その後のお話はなんだかよくわからないままで終わっちゃったの。私の疑問は、あのときの患者さんの「それで

私は、いつまで生きられるのでしょうか？」という質問にどう答えるべきなのか、ということなのよ。

まどか うーん。確かに難しいなぁ。手術不能の進行膵臓がんの1年生存率は約20％で、生命予後の中央値は3か月から6か月ということは授業で習ったけれど、それはあくまでもたくさんの患者さんの統計から導き出された平均的な数字よね。このBさんという患者さんがいつまで生きられるかは、誰にもわからないと思うわ。斎藤先生、これってどう考えたらよいのでしょうか？

斎藤 うーん。非常に難しい問題だね。逃げるわけではないのだけれど、この問題を正面から論ずる前に、ＥＢＭの観点からどこまで整理できるかをまず考えてみよう。

今、まどかさんが説明してくれた、手術不能の進行膵臓がんについての情報は、一般には「予後についてのエビデンス」と呼ばれている。この場合でも、前回学んだＥＢＭの５つのステップはそのまま使えるので、まず臨床疑問の定式化から始めることになるね。まどかさん、補足してくれますか。

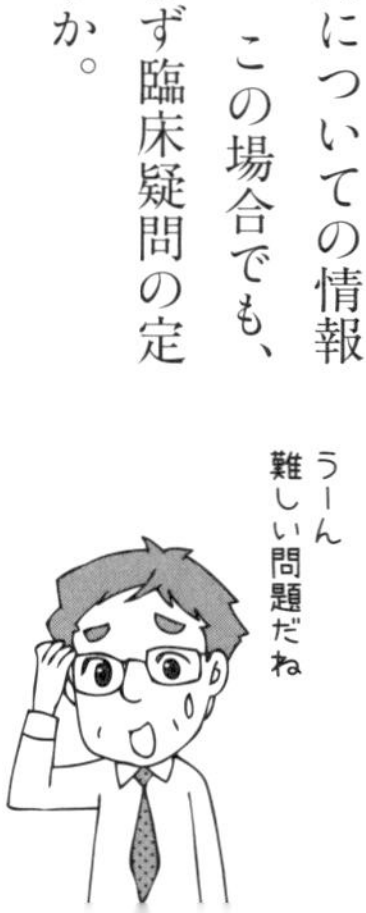

まどか　はい。今回のBさんの場合、臨床疑問としては図6のようになります。

あい　あれっ？　前回のAさんの治療の問題の定式化に比べると単純なのね。

まどか　そうなの。一般的な予後についての臨床疑問は、介入(intervention)も比較対象(comparison)もないので、とてもシンプルよね。でも予後についてのエビデンスは、医療において私たちが一番知りたいことの1つだと思うわ。

あい　そうね。それに、予後の情報を知りたいのは医療者だけではなくて、むしろ一番それを知りたいのは患者さん本人とその家族よね。うーん、でもさっきの例から考えると、医療者が理解している予後のエビデンスと、患者さん本人が知りたいことって、微妙にずれているんじゃないかなぁ…。

まどか　そうね。前回勉強したとおり、EBMにおけるエビデン

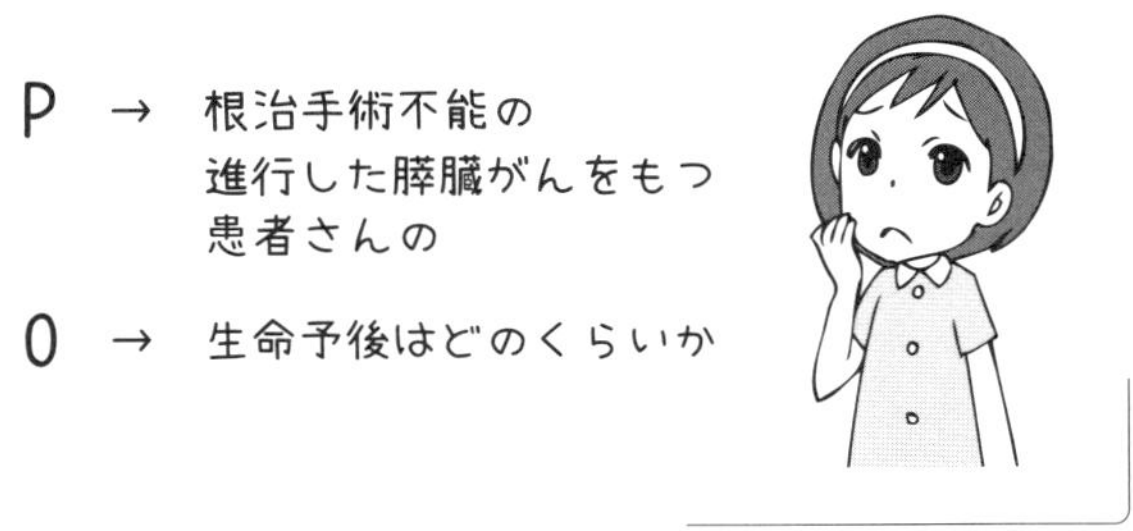
P → 根治手術不能の
進行した膵臓がんをもつ
患者さんの
O → 生命予後はどのくらいか

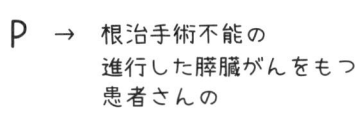

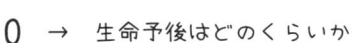

図6・患者Bさんのケースの臨床疑問の定式化

スって、具体的には研究論文に書かれている情報だから、どのような研究法の価値が高いかということを一応知っておく必要がありそうね。ちょっと調べてみるわね。

なるほど、**予後のエビデンスに関する研究として一番価値が高いのは、コホート研究**みたいよ。

あい　え、無作為割り付け研究（RCT）じゃないの?

まどか　そのようね。コホート研究というのは、ある一定の属性をもった集団を、時間を追って長期間追跡しながら観察していく研究法で、RCTと違うのは、無作為に割り付けされた比較対照群が必要ないことなの。RCTも予後予測には役に立つけれど、コホート研究に比べると十分なサンプル数を確保することが難しいなどの複数の理由から、RCTが必ずしも最良の研究法ではないというところが治療の研究とは違うところよね。あと、後ろ向きの症例対照研究というのもある程度役に立つけれど、交絡バイアス[注8]が除外できないので価値は低い、と書いてあるわ。

注8　調査の際に起きる様々な偏りのこと。ある対象を評価する際に、自分の利害や希望にそった方向に考えが歪められたり、対象の目立ちやすい特徴に引きずられて、ほかの特徴についての評価が歪められる現象。

あい　わぁ、「コホート研究」とか「無作為割り付け研究（ＲＣＴ）」とか「症例対照研究」とか、研究法がいっぱい出てきて、それぞれ理解するのはたいへんだなぁ。勉強不足を感じるね

まどか　確かにＥＢＭを最初に勉強するとき、どんな研究法があるかを理解しておく必要があって、ここで苦手意識をもっちゃう人も多いのよね。用語解説を57ページに示したので、後で見ておいてね。

あい　こういう研究法をまとめていうと、なんと呼ぶの？

まどか　一般には「疫学研究」[注9]ね。動物実験や細胞や遺伝子を使った基礎的研究とは違うという意味で、「臨床研究」と呼ばれる場合もあるけど、臨床研究というのはもっと広い概念だと思う。ＥＢＭが普及した結果、「臨床研究とは疫学研究のことである」と誤解している人も多いんだけど、私としてはちょっと異論ありね。

注9　人間の集団において、疾病の罹患など健康に関する事柄の頻度や分布を調査し、統計学的手法を用いて検証することをめざす研究のこと。

用語解説

【コホート研究】

ある定義された対象集団の部分集団が、疾病発症か他の帰結の発生に影響を与えると考えられている1つの因子か複数の因子に対し、現在の曝露、曝露経験、あるいは将来の曝露の可能性によって、2群（有無）または多群（曝露水準によって）に分けられる分析疫学研究。多数の人々を長期間にわたって観察し、曝露水準の異なるグループ間における罹患率を比較する点が特徴。

【無作為割り付け研究（RCT）】

母集団内の対象を、通常、いわゆる研究群と対照群に、無作為に割り付ける疫学的な実験。研究結果は、研究群と対照群との間の疾患および死亡、回復、その他の適切な帰結の率を厳密に比較することによって評価する。一般的に、疫学や医学で利用できる、科学的に最も厳密な仮説検証の方法とされている。

【症例対照研究】

研究対象とする疾病をもつ人の群と、その疾病をもたない適切な対照群とを用いた観察的疫学研究方法。患者と非患者それぞれについて、疑われるリスク因子や属性がどの程度の頻度で存在するか、あるいは定量的に、属性の量がどの程度であるかを比較することによって、その属性と当該疾病との関連の程度を検討する。

【システマティック（系統的）・レビュー】

特定の話題に関する批判的評価や関連する研究を統合することによって、バイアスを制限する戦略である。特定の健康問題について論じた論文審査のある出版物に焦点を絞り、厳密に標準化された方法で論文を抽出し、評価する。

（Miquel Porta 編［日本疫学会訳］：疫学辞典 第5版，日本公衆衛生協会，2010 より抜粋）

斎藤　予後についてのエビデンスとその研究法については、あらかた理解できたようだね。話を元に戻そう。こういった予後のエビデンスを検索すると、先ほどの臨床疑問に対する解答は、前にも言ったように、大雑把に言うと「手術不能の進行膵臓がんの患者さんの生命予後中央値は3～6か月、1年後の生存率は約20%、5年生存率は5%以下」ということになる。

まどか　うーん。やっぱり厳しいですね。

あい　そうね。でも私やっぱり納得できないのは、このエビデンスって、患者さん本人の一番知りたいことには答えていないと思うのよね。だって、Bさんが知りたいのは、「膵臓がんの患者は一般的にどのくらい生きられるか」ではなくて、「私はどのくらい生きられるか」でしょう。

まどか　確かにそのとおりね。それじゃ、予後中央値がわかっているんだから、「3か月から6か月です」と答えたらどうかしら?

あい　うん。その気持ちはわかるけど、やっぱりそれはおかしいと思うなぁ。だって、予後中央値が6か月だとしたら、その集団の中の人でさえも、半分は

6か月より長く生きるってことでしょう。

まどか うーん、あいの言うとおりだわ。でも、だからといって「わかりません」と答えればいいってものでもないと思うなぁ…。そんなことしたら、患者さんはますます不安になるような気がするわ…。

斎藤 どうやら、議論は本質的なところにやってきたようだね。この問題の解決はとても難しい。もしかしたら永遠に解決できない問題じゃないかとさえ思うよ。

ここで1つだけ確認しておきたいことは、このような問題が生ずるのは、個々の医療者の努力不足でもなければ、EBMの責任でもないと僕は思う。これは、「一般的な情報を個々の実践に利用

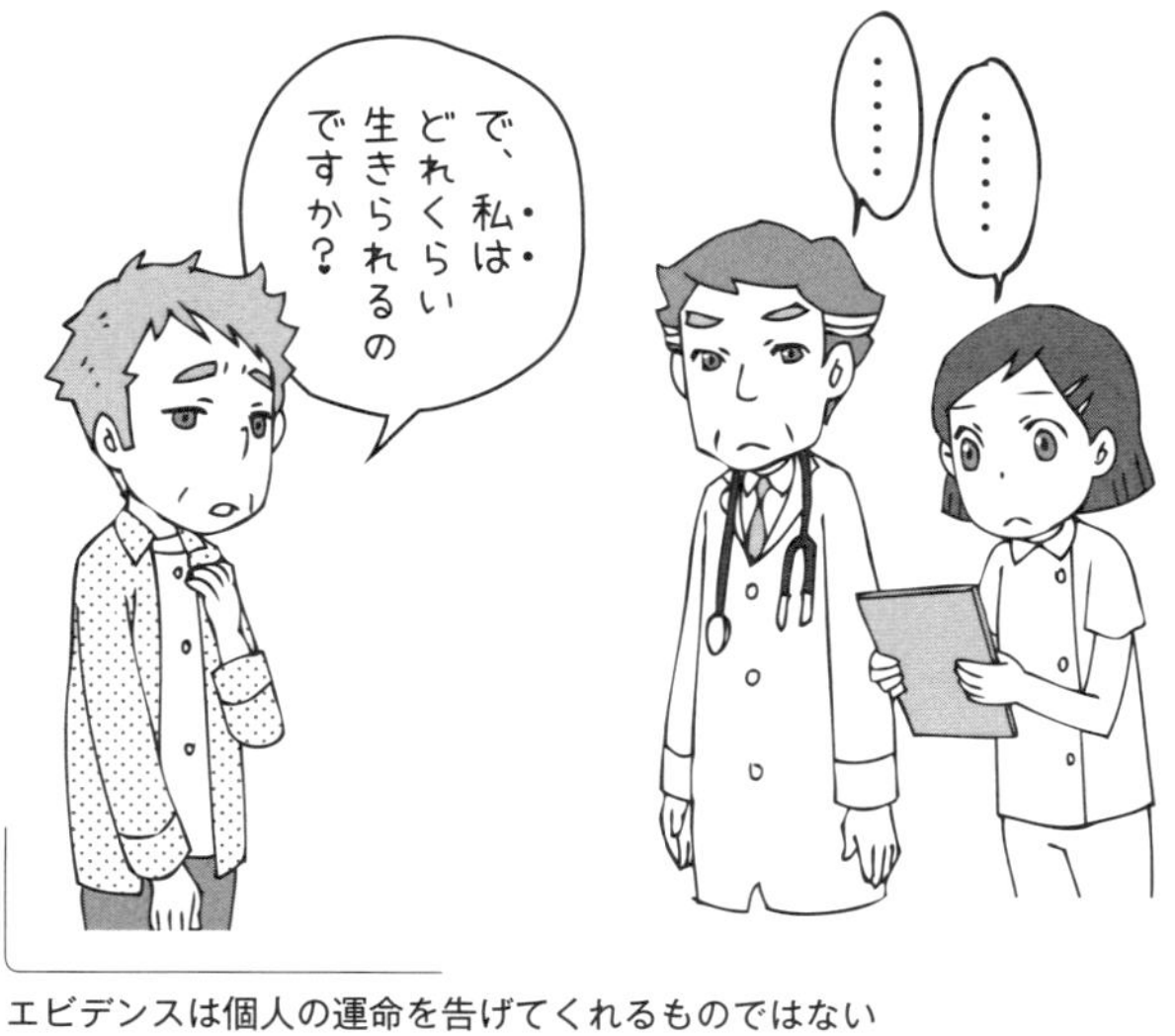

エビデンスは個人の運命を告げてくれるものではない

しようとするときに必ず生ずる、哲学的な難問（アポリア）[注10]」なんだよ。だから簡単に正解がみつからないのは当たり前なのさ。

まどか　どうもそのようですね…。

あい　でも正解がわからないのは、私たちの勉強不足のせいではないということを聞いて、正直なところちょっとホッとしました😊

医療とは、不確実で複雑なもの

斎藤　ちょっとそのことに関連して、この機会に話しておきたいことがある。それは「**医療実践の避けられない3つの特質**」についてだ。

まどか　わあ、興味あります。

あい　今日の話題に直接関連ありそうですね。

斎藤　第一は、**医療のもつ「不確実性」**だ。これは言い換えると、「医療実践で何が起こるかを完全に予測することはできない」ということだ。

注10　ギリシャ語で、解決のつかない難問のこと。「行き詰まり」「問題解決能力の欠如」「困惑」「当惑」を意味する。アリストテレスによれば、解決しがたい事柄を言い、1つの問いに2つの相反した合理的解答のあること。

あい ああ、それはよくわかります。だって今日話題にさせてもらったBさんの例でも、Bさんがいつまで生きることができるかということは、確実には予測できませんものね。

まどか それって、前回話題にあがった、うつ状態のAさんへの治療の例でも言えますね。100人に抗うつ薬を投与すれば、約50人に効果があるということは言えても、Aさんに効果があるかどうかは確実には予測できません。Aさんには効くかもしれないし、効かないかもしれないとしか言えません。

あい なるほど、確かに今回のBさんの場合と同じよね。Aさんに「それで、この薬は私には効くのでしょうか」と尋ねられたら、「正確に言うと、それはわかりません」としか言いようがないなぁ…。Aさんには50%だけ効果があるというわけじゃなくて、効けば100%だし、効かなければゼロだよね。

斎藤 そうそう、そのとおり。もっとありふれた例では、今、目の前に発熱している患者さんがいたとして、その人に抗生物質なり解熱薬なりを投与したとしても、翌日の朝、熱が下がっているかどうかは、厳密に言うとわからない。

それは正確に言えば、翌朝になってみて初めてわかるわけだ。

まどか　看護学を学んでいる私たちでも、専門家であるお医者さんが治療しているのだから、そのお医者さんには、翌日熱が下がるかどうかが確実にわかっているのだろう、と考えてしまいますよね。ましてや、一般の人は、今の先生の言葉を聞いたらびっくりするでしょうね。

あい　うーん、そう考えると、確かにこれは根本的な問題よね。**私たちが医療に求めているのは「確実な未来予測」だけど、確実に未来を予測することなどできない**のね。

斎藤　そうそう。未来予測の不確実性というのは、医療に限らず、私たちの人生においては否定しようのない事実なのだが、私たちはついついそれを忘れてしまう。一方で、医療者はそれをわかっているのに、マスコミや一般の人たちが、医療に非現実的な過大な要求をしているのだ、という意見もよく耳にする。

まどか　私はそうは思いません。マスコミはともかく、一般の人たちがそう思い込んでいるとしたら、医療側がそう思い込ませているのではないかと思いま

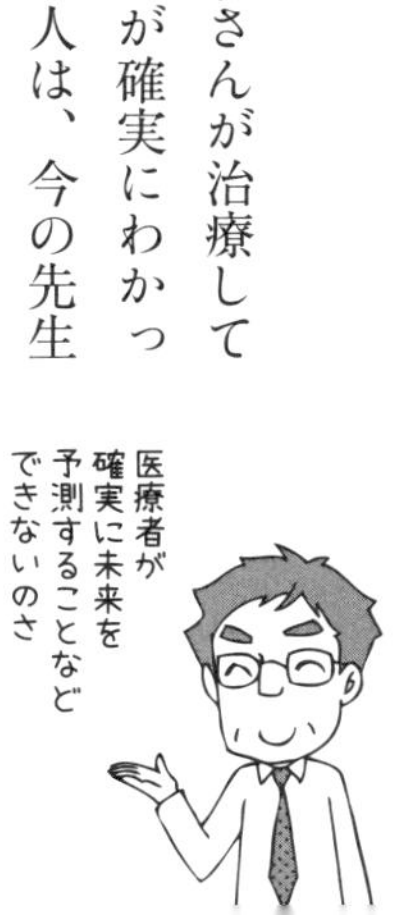

す。

あい　そうね。むしろ一般の人って、実はそんなことはわかっているんじゃないのかな。医療者のほうが「確実に未来を予測しなければならない」って思い込んで力んでいるので、一般の人もそれを期待していると勘違いしているような気もするけど。

斎藤　うーん。この議論は尽きないのだけれど、先に進もう。

あい・まどか　はい。お願いします。

斎藤　それでは、「医療実践の避けられない3つの特質」の2つ目に進もう。まどかさん、それはなんだと思う?

まどか　はい。私、実はすでに斎藤先生のご本を読ませていただいているので、知っているのです　それは、「**複雑性**」です。私たちは、医療現場で起こっていることは、単純な「原因-結果」という関係で説明できると考えがちなのですが、現実はそうではないということです。例えば、今日話題にしている患者さんの予後が正確に予測できない理由の1つは、患者さんの状態というのは、1つの要因によって決まるのではなく、複数の要因がいろいろ絡み合った結果、決まるからです。

あい　でも感染症の治療なんかの場合は、そういう単純な関係が成り立つんじゃないのかしら？

斎藤　近似的にはそうだね。治療しなければ死んでしまうような重症な感染症で、病原体がはっきりしていて、それに効く薬がわかっているような場合には、感染症治療モデルはとても強力だ。確かにそのおかげで、昔は多くの若い人が死んでしまうことが避けられなかったような病気、例えば天然痘とか結核とかで死ぬことはとても少なくなったね。でも、そういった方法が通用する問題が解決されてしまうと、残った問題のほとんどは単純なものではなくなったんだ。何年か前に流行した新型インフルエンザ（H1N1）のことを覚えているかな？

まどか　はい。私はあの年、大学1年生でした。誰も免疫をもっていない新型のウイルスだから、日本に入ってきたらたいへんなことになるって大騒ぎしましたね。でも結局、全然たいしたことなく終わっちゃいましたよね。

斎藤　そうなんだよ。結局、年配の人は免疫をもっているということがわかって、「なんちゃって新型インフルエンザ」なんて言われたね。しかし、H1N1が最初に発生したメキシコでは、実際にたくさんの人が死んだんだ。新型インフルエンザで何人が死亡するかということは、インフルエンザウイルスの毒性だけによって決まるのではない。その国や社会の状況、貧富の差、栄養状態、医療へのアクセス、医療体制など多数の要因が関与し、さらにそこに偶然としか言えない要因も加わる。そして何よりも、関与する要因のすべてを知ることは不可能なんだ。

まどか　うーん。感染症でさえそうなんだから、現在の医療が主に扱っている問題、例えば生活習慣病、がん、認知症、それに自殺の問題などは、単純な1つの原因なんてわからないですよね。

斎藤　そう。ある意味で、**医療・医学の歴史とは、それ自体が本来的にもつ「不**

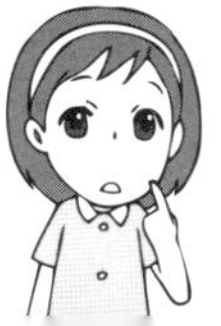

確実性」と「複雑性」に対する戦いであったとも言える。しかしいつの間にか、医療・医学は、自らの不確実で複雑な本質を忘れてしまったようにもみえる。一般市民が医療・医学に対して、絶対的で単純なものを期待すればするほど、それがうまくいかなかったときのクレームや訴訟も増える。

まどか　なるほど。そうすると私たちは、医療の原点に返らないといけないということですね。医療が「確実」で「単純」なものであるという幻想の上にその理論や実践を構築している限り、問題はますます混沌化して増大していくばかりになりますものね。

あい　うーん。それは確かにわかるんだけど、やっぱり、病気や命の問題には「確実」で「明快」で「単純」なものを期待したくなるんじゃないでしょうか。だって、未来が不確実だってことは、とても不安なことですよね。

まどか　そうか！　今まで勉強してきたエビデンスに基づく実践って、この医療や医学のもつ「不確実性」と「複雑性」に対する1つの挑戦なのですね。

あい　なるほど。未来は正確にはわからないけれど、医療に「蓋然性《がいぜん》」[注11]や「確

注11　ある事柄が起こる確実性や、ある事柄が真実として認められる確実性の度合い。確からしさ。これを数量化したものが確率。

率」という考えを持ち込むことで、ＥＢＭは医療の不確実性に挑戦しているのですね。

斎藤　そうそう、そのとおり。あなたがたは本当によくわかっているね😊

ＥＢＭは、個人の未来を予測するものではない

あい　でも、今まで考えてきたことから考えると、ＥＢＭによって医療の不確実性をすべて解決するというのは、ちょっと無理があるのではないでしょうか。

斎藤　そうそう。あいさんは鋭いね。ＥＢＭの世界観自体も実は単純なものではないんだけど、あえて単純化して述べるとどうなるかな?　まどかさん、説明してくれる?

まどか　はい。エビデンスの世界観とは、蓋然性と確率論の世界観です。つまり、**集団の運命を蓋然性という観点からいかに確率的に予測するか**というのがその目標になります。例えば１０００人の集団において、あることが起こる確

率はどのくらいであり、その誤差はどのくらいであるかを統計学的推論によって予測するという方法です。

あい　なーるほど。**エビデンスというのは常に再現可能な一般的集団の運命について語るものであって、個々のケース（特に個人）の運命について語るものではない**というわけね。

まどか　そのとおりよ。このことは、臨床疫学の理論的基盤である統計学の本質的な性質であって、それ以上でもそれ以下でもないわ。ＥＢＭは、エビデンスと呼ばれる一般的で確率論的な情報を、個々の臨床判断においてどう利用するかという方法論なのよね。だから、個人の未来を正確に予測するということは、厳密に言えばＥＢＭの射

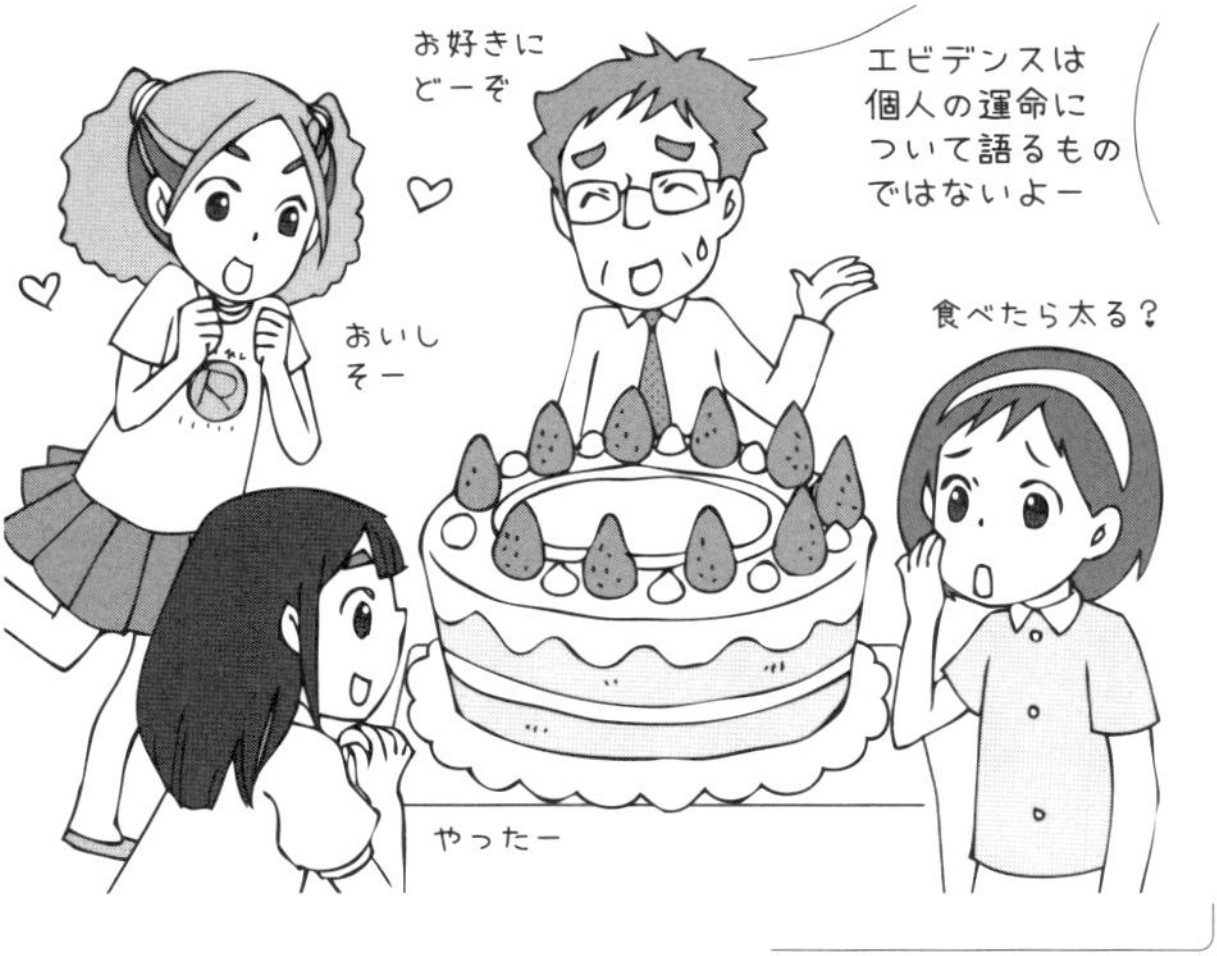
エビデンスは
個人の運命に
ついて語るもの
ではないよー
お好きに
どーぞ
食べたら太る？
おいし
そー
やったー

あなたが将来、肥満になるかどうかは、予測できない？

程外ってわけ。

あい　なるほど。エビデンスはあくまでも蓋然性について語っているのであって、確実性については語っていないのね。そうか！　**EBMの限界を明らかにするということは、EBMへの過剰な期待によって生じた誤解を本来の姿に引き戻すこと**なのね。

斎藤　いやあ、君たちすごいなぁ。僕は何も付け加えることはないから、本当にラクチンだね

まどか・あい　先生、それを言っちゃあ、舞台裏をばらすことになりますよ

斎藤　あ、ごめんごめん。それでは次に話を進めよう。

医療では、何が起こるかは完全には予測できない
でも、ある程度は予測できる

まどか　それにしても、医療が本質的に「不確実」で「複雑」なものであると

いうことはわかったんですけど、それじゃ、医療って本当に頼りにならないものだということにはならないでしょうか？

あい　そうですよね。それを考えると、「将来医療者としてやっていけるのか」と不安になってしまいます。

斎藤　そう。君たちの考えることはもっともだと思う。でもね、どうしてそんな医療の世界で、私たちがそれなりにやっていけるかというとね、それは医療には、もう1つ重要な本質があるからなんだ。

まどか　それ、とっても知りたいです。

あい　私もです。それって、なんですか？

斎藤　それはね、「**偶有性（コンティンジェンシー）**」と呼ばれる性質が医療にはあるからだよ。

あい　偶有性？　それって、初めて聞く言葉です。

斎藤　ここでいう偶有性とは、簡単に言えば「何が起こるかは完全には予想できないが、ある程度は予想できる」ということだ。「完全には予想できない」

というほうを強調すれば、「医療では何が起こるかわからない」ということで不安になるけど、「ある程度は予想できる」に焦点を当てれば、「何もわからないという混沌よりはマシ」という程度の安心感が担保できるということになる。ある意味で、医療とは所詮その程度のものだと言える。

あい …所詮その程度…ですか。

まどか うーん、まだピンときません。何か例をあげていただけませんか?

斎藤 そうだね。それでは1つ例をあげてみよう。5歳の小児Cちゃんが39度を超える発熱で診療所を訪れたとする。発熱が3日も4日も続いているので、Cちゃんはぐったりしているし、いっこうに熱が下がる気配はないということになれば、親としては非常に心配になるだろう。

あい それはよくわかります。小さな子どもさんが具合が悪くなったとき、お母さんとしては本当に心配だと思います。

斎藤 ところが4日目くらいになって、Cちゃんの全身に水疱を伴った発疹が出現すると、経験を積んだ医師であれば「これは水痘(みずぼうそう)らしい」

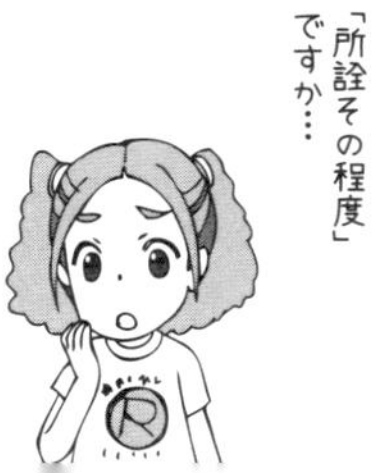

ということがわかる。しかしそれでもCちゃんの発熱が続けば、親としては診断が告げられただけで、不安が消えるわけではない。

あい　確かに、診断がついても、実際に治るまでは心配ですよね。

斎藤　しかしCちゃんの両親が、それまでの経験から、診察してくれているかかりつけ医師を信頼しており、その医師が「お子さんはみずぼうそうですから、ほとんどの場合1週間で熱が下がります。現在のところ合併症の兆候はありませんから、特に抗生物質なども必要はありません。あと2～3日の我慢です」と見通しをていねいに述べたとすれば、親の不安はかなり軽減するだろう。そして医師の予告どおり、1週間目に見事に解熱した

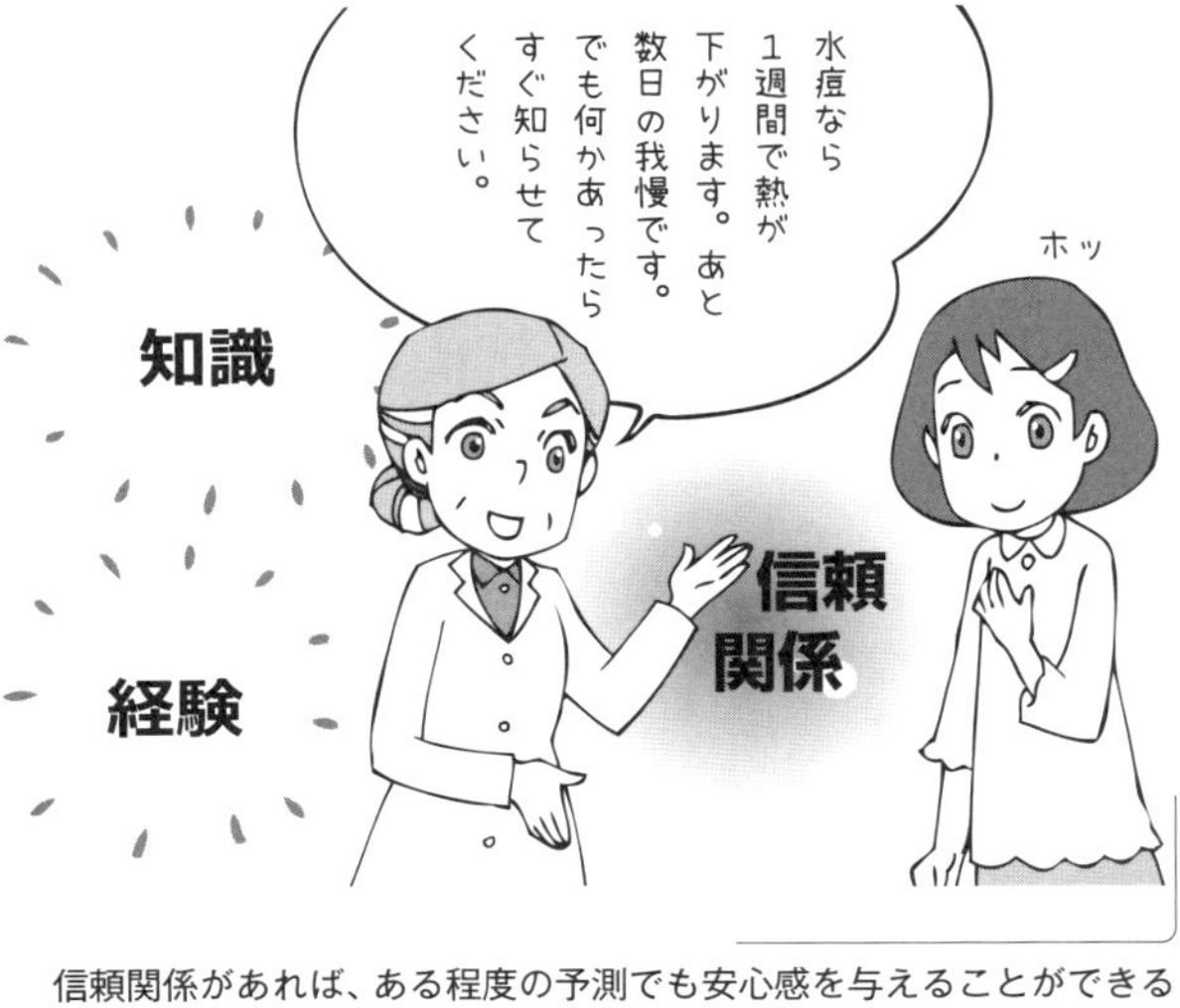
水痘なら
1週間で熱が
下がります。あと
数日の我慢です。
でも何かあったら
すぐ知らせて
ください。
ホッ
知識
経験
信頼関係

信頼関係があれば、ある程度の予測でも安心感を与えることができる

ならば、医師に対する信頼は揺らぎのないものになることは請け合いだ。

あい　確かにそのとおりですね。

まどか　なるほど。この場合、お医者さんの役割は「単に病気を治す」というだけではなく、「未来を予測してくれる」という存在なのですね。「医者は易者でもある」ということわざがあるけど、こういうことなんですね。

あい　でも、どうしてお医者さんにはそんなことができるのかしら？　未来予想は不可能だと習ったばかりなのに…。

斎藤　「なぜ医師はこんなことができるのか」というのは良い質問だね。それは、熟練の医師は、教科書的な知識やそれまでの経験によって、「水痘という病気の定型的な経過」を知っているからなんだよ。同時に医師は、水痘であっても稀には合併症を起こすことがあることも知っており、そういう兆候がないかどうかにも細心の注意をはらっている。もしそのような兆候が認められれば、専門の病院へ直ちに紹介できるようなネットワークも確保している。この医師は、まさに「何が起こるかは完全には予測できないが、ある程度は予測できる」という「偶有性」の原理を受け入れ、それに従って臨床判断を行い、それを両親にていねいに説明するという形での対話を行うことによって、診療の現場に安心感と信頼感を醸成していると考えられる。

あい　なーるほど。お医者さんは**自らの知識と経験から、**「水痘の典型的な経過」という**ストーリー（物語）を理解し、身に付けている**ということなのね。

まどか　私も納得できます。もちろんこの物語は「未来を完全に保証」するわけではないですよね。でもこのようなやりとりは、きっと不安に溺れそうになっているお母さんに〝それなりに〟安心してもらうためには、間違いなく必要だと思います。

斎藤　そうそう。もう1つ言っておくと、この「水痘は通常1週間で解熱する」というストーリーは、決して無作為割り付け研究（RCT）によって証明されたエビデンスではない。むしろ、医療の長い歴史の中で形づくられてきた物語（ナラティブ）だと言える。

まどか　わあ、待ってました！「医療における物語（ナラティブ）」の登場で

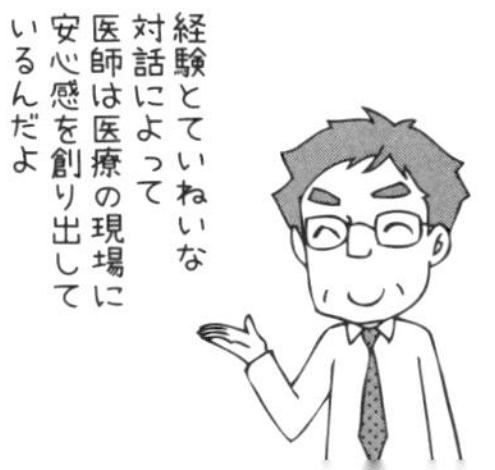
経験とていねいな
対話によって
医師は医療の現場に
安心感を創り出して
いるんだよ

すね。これって、私の卒論のテーマでもあるんです。

斎藤　そうだったね。ちょっと中途半端だけど、今日はここまでね。次回は「医療におけるナラティブとは何か」というテーマで話をすることにしよう。

あい・まどか　はーい。次回を楽しみにしています😊

まとめ

- 医療実践には避けられない３つの特質がある。それは…
  ①不確実性　→　医療実践で何が起こるかを完全に予測することはできない。
  ②複雑性　→　医療現場で起こっていることは、単純な「原因−結果」という関係では説明できない。
  ③偶有性　→　何が起こるかは完全には予測できないが、ある程度は予測できる。

- 医療者は自らの知識と経験からストーリー（物語）を理解し、身に付けている。

- この物語は未来を完全に保証するわけではないが、医療者と患者・家族の間に信頼感があれば、患者・家族はそれなりに安心することができる。

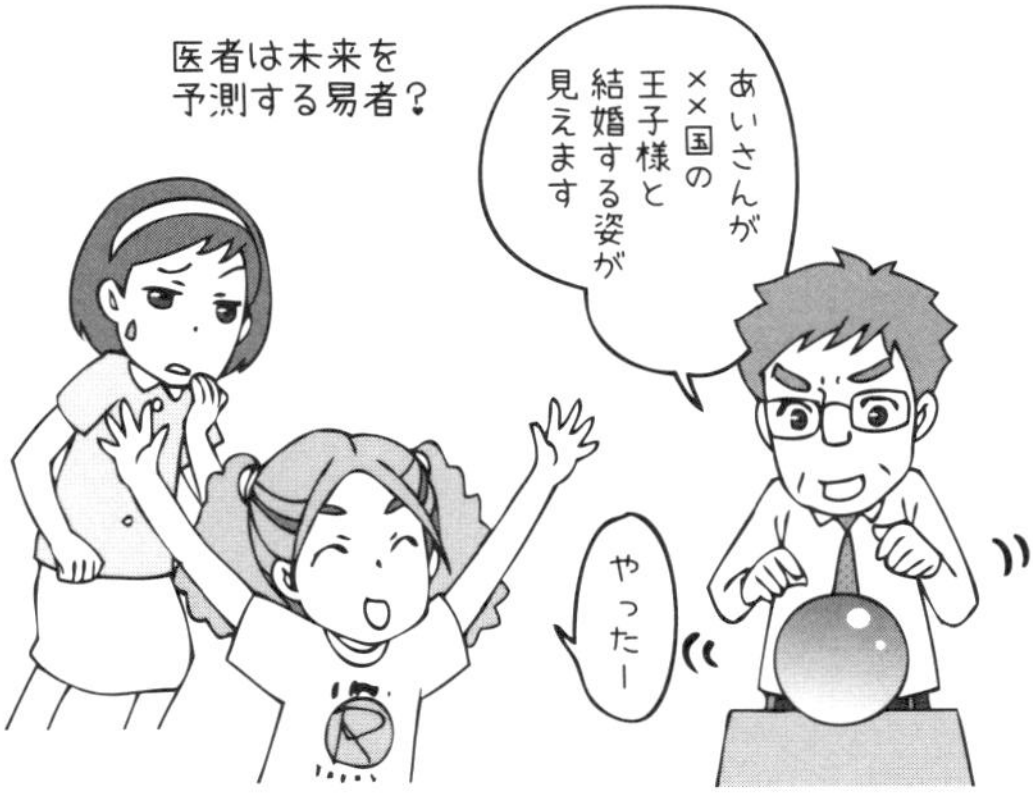
医者は未来を予測する易者？
あいさんが××国の王子様と結婚する姿が見えます
やったー

Chapter

4

ナラティブって、何？ それ、かわいいの？

まどか　こんにちは、先生。お久しぶりです。今日はあいの都合が悪くて、代わりにと言ってはなんですが、もう一人の私の友人の高岡《たかおか》 五月《さつき》さんと一緒にうかがいました。

斎藤　やぁ、こんにちは。さつきさん、はじめまして。

さつき　先生はじめまして。まどかとあいから前回のお話を聞かせてもらって、とっても興味があったので、今日はまどかに無理を言って連れてきてもらいました。

まどか　さつきは、物語とかお話とかにとっても興味があって、まあ、いわゆる文学オタクというか…。

さつき　えー、オタクはひどいよ。それを言うなら文学少女って言ってほしいな。

まどか　…うーん。文学少女と言うにはちょっとトウがたっているよね…。

さつき　まぁ、失礼ね。まどかだって同い年じゃない　大学の新入生や高校生に比べたら、立派なおばさんだよ。

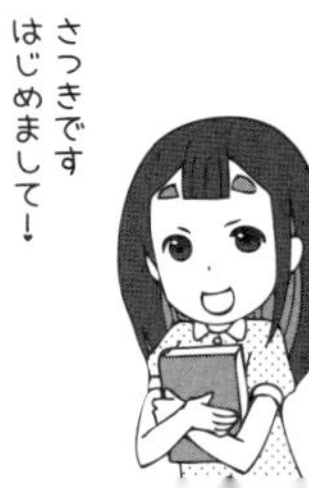

斎藤　まぁ、まぁ。私から見れば、二人とも十分に若い…。というか、いったいなんの話をしていたんだっけ？

まどか　あら、すみません、つい…。実は前回、医療の不確実性のお話をしていたとき、最後のほうで、医療のもつ偶有性と物語の関係についてのお話になって、私の卒論のテーマが「ナラティブ」[注12]と「エビデンス」なので、ようやく話がつながってきたなと思ったんです。…で、その話をさつきにしたら、ものすごく興味をもったみたいだったので…。

さつき　はい。私は、自分の卒論を、「患者さんのライフヒストリーを看護にどう活かすか」みたいなテーマにしたいと、漠然と考えているんです。ですから、ぜひ斎藤先生から直接、医療におけるナラティブについてのお話が聞きたいと思ったんです。

斎藤　なるほど、そういうことですか。それじゃ今日は、少し固い話になるけれど、医療におけるナラティブとは何か、という話をしていくことにしましょう。

注12　narrative の日本語表記は「ナラティヴ」と「ナラティブ」が流布しているが、筆者はどちらかに統一しなければならないとは考えていない。なぜならば、言葉の表現の多様性を排除しないという思考形式こそが「ナラティブ・モード」であり、言葉の表記をある権威によって統一することにこだわるならば、表記や発音の微妙な違いから、その現場のコンテクストを読み取るというナラティブの重要な機能が失われてしまうからである。

さつき　わぁ、楽しみです。
まどか　よろしくお願いします。

★

まどか　あの…。前回のお話の最後のところなのですが、斎藤先生がお話しされたのは、お子さんの熱が下がらないことで強い不安を感じているお母さんに、「みずぼうそうの物語」をていねいに医師が説明することで、お母さんに安心してもらうことができる、ということだったように思うんです。
斎藤　そうですね。
まどか　この場合の「みずぼうそうの物語」って、医療におけるナラティブの一種って考えてよいのですよね。
斎藤　たぶん、そう考えても間違いではないと思います。
まどか　あの後、いろいろ私自身も考えたり、さつきと話し合ったりもしたのですが、例えば、さつきが卒論のテーマにしようとしている患者さんのライフヒストリーとは随分違うような気がするんです。

さつき　はい。私が興味をもっている患者さんのライフヒストリーというのは、患者さん自身が語る内容を医療者や研究者が聴き取るといったもののようなんです。だから、物語の主人公は患者さんであり、同時に語り手でもあります。でもさっきの「みずぼうそうの物語」って、どちらかというと「疾患の物語」ですよね。しかも主人公って誰だかわかりませんし。

まどか　私は「みずぼうそうの物語」は、間違いなく医療に役立っていると思うのですが、そもそもそれってナラティブなのか、どうやってそれは役に立っているのかって考えると、よくわからなくなってしまいます。

斎藤　なるほど。君たちは深いところまで、本当によく考えていますね。実は医療におけるナラティブということを考えるとき、最初にそのあたりでつまずいてしまうことが多いんですよ。そもそもナラティブとは、なんのことを言っているのかがわかりにくい。そこで「ナラティブとは何か？」ということから

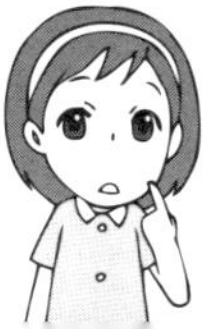
そもそも
みずぼうそうの物語って
ナラティブなの？

論ずることになるのですが、たいがいわかりにくい議論になるので、ますます嫌気がさす、と、まあそんなところですね。

まどか　先生にそうまとめられてしまうと、二の句が継げませんね

さつき　でもたぶん、やっぱりとりあえず「ナラティブとは何か?」から話を始めたら、話しているうちに、少しずつはっきりしていくんじゃないかしら。

斎藤　そうそう。そもそもはっきりしないことを考えていくときは、とりあえずの方向性だけ決めて、あとは対話の力そのものを信頼するというのが、ナラティブ的な態度でしょうね。

さつき　私もそう思います。

まどか　はぁ。「ナラティブとは何か?」がわからないのに、「ナラティブ的な態度」なんて言葉がなんとなく共有できるなんて、不思議といえば不思議ですけど…私も賛成です。

斎藤　OK。それじゃ、始めましょうか。

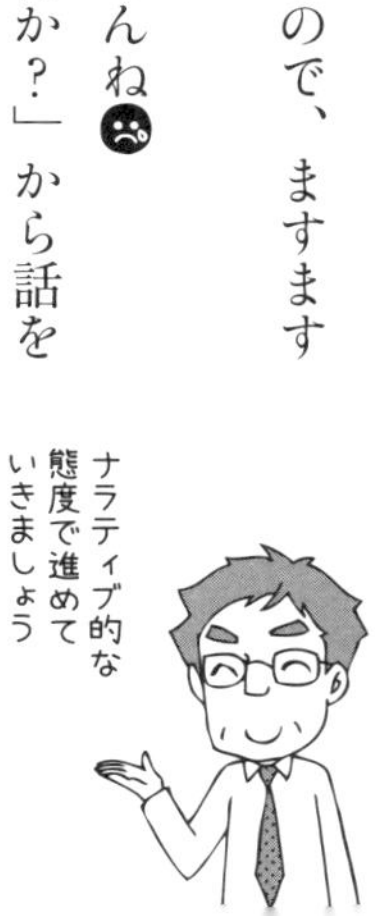

そもそも「ナラティブ」って、何?

まどか じゃあ最初に私から。これは斎藤先生のご本[5]に書いてあることですけど、ナラティブとは何かについては、いろいろな定義の仕方があり得ます。斎藤先生は、人類学者のヤング先生の考え方をもとにして、以下のように定義していらっしゃいます。

ナラティブとは、「出来事についての言語記述(言葉)を、意味のある連関によって結び合わせたもの、あるいは言葉を結び合わせることによって意味づける行為」である。

斎藤 私の定義を引用してくれてありがとう。何か質問がありますか?

さつき 「ナラティブ」と「物語」は同じと考えていいのですか?

まどか　難しい質問ね。ナラティブは、日本語では「物語」「語り」「物語り」などと訳されているみたい。「語り」というと動詞的なニュアンスで、「物語」というと名詞的なニュアンスよね。「物語り」は、その中間的なニュアンスをなんとか表現しようとしている感じで、ちょっと翻訳者の苦し紛れという感じがするなぁ。

斎藤　えっへん。ごほん、ごほん…。

まどか　あれ、先生お風邪ですか？ 気をつけてくださいね

斎藤　…えーと。ナラティブという概念が、名詞的なニュアンスと動詞的なニュアンスの両方をもつということについては、反対している人はいないと思うね。それがナラティブという概念の特徴でもあり、わかりにくいところでもある。でもそのことを通じて1つ言えるのは、ナラティブという概念の中核は、「〝意味づけること〟と〝意味づけられたもの〟の双方を同時に表すような〝何か〟」だと僕は思っている。

まどか　うわぁ、わかりにくいですね。

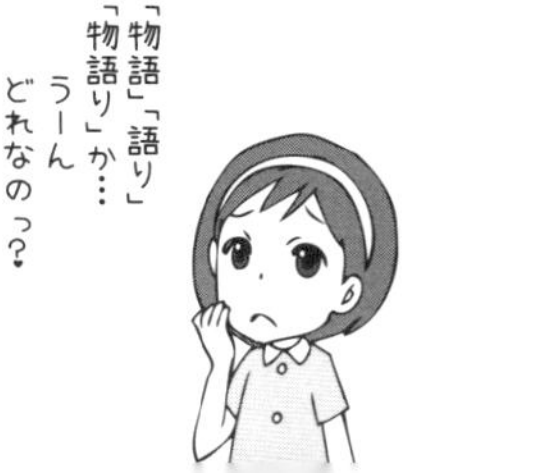

さつき でも、なんとなく謎めいていて、すてきだわ。いずれにしても、**ナラティブの最も大切な働きは「出来事を意味づける」ということ**なのですね。

斎藤 そうそう。そのとおり。

さつき ちょっと連想なのですが、私の大好きな作品の1つに『はてしない物語[注13]』というのがあるんです。

まどか あ、それ私も大好き! ミヒャエル・エンデのファンタジーよね。

さつき うん。その中で、私が一番印象に残っている場面、主人公のバスチアンとライオンのグラオーグラマーンが会話しているところをちょっと引用してみるね。

「ぼくがわからないのは、そのことじゃないんだ。」バスチアンはけんめいに説明した。「ぼくが望んだらそうなるんだろうか? それとも、何もか

注13 ドイツの児童文学作家ミヒャエル・エンデによるファンタジー小説。内気な少年バスチアンは、いじめっ子から逃げるために入った古本屋で不思議な本『はてしない物語』を手にする。次第に本の世界へ没頭していったバスチアンは、本の中に存在する異世界・人間の想像力を原動力として存在する「ファンタージェン」へと導かれて行く。一九八二年に上田真而子・佐藤真理子による翻訳本が岩波書店から出版された。

も始めからあって、ぼくはただそれをいいあてたってことなんだろうか?」

「その両方です。」グラオーグラマーンはいった。


—中略—


「ご主人さま、」ライオンは静かにいった。「ファンタージェンは物語の国だということを、ご存じないのですか? 物語は新しくても大昔のことを語ることができるのです。過去は、物語と共に成立するのです。」

「それならペレリンもずっと前からあることはあったというのかい?」

バスチアンはわけがわからなくなっていった。

「ご主人さまが名前をおつけになったその瞬間から、ペレリンはずっと大昔からあるのです。」グラオーグラマーンは答えた。

「つまり、ぼくがつくったというのかい?」

ライオンはしばらくだまっていたが、やがて答えた。「そのご質問に答えられるのは、幼ごころの君だけです。あなたさまは、すべてを幼ごころの君から授かっておられるのです。」

（M・エンデ［上田真而子・佐藤真理子訳］『はてしない物語』、岩波書店、一九八二）

まどか　わー。私もこの雰囲気、好きだわ。でも話していることは、すごく哲学的ね。

さつき　そうなのよ。ちょっと説明するのは難しいんだけど、このお話って、ものすごく単純化すると、主人公の少年バスチアンが、ファンタージェンという国へ行って大活躍するという内容なの。ファンタージェンでは、バスチアンが何か名前を付けると、それが実現するという世界なのよ。例えばバスチアンが、〈魔法の森ペレリン〉という名前を付けると、実際にそこに魔法の森が出現するというわけ。でも不思議なことに、ペレリンにしてもグラオーグラマーンにしても、バスチアンが名前を付けたから出現したのに、それ自体の長い歴史をもっているのよね。だから、バスチアンにも訳がわからなくなるの。これっ

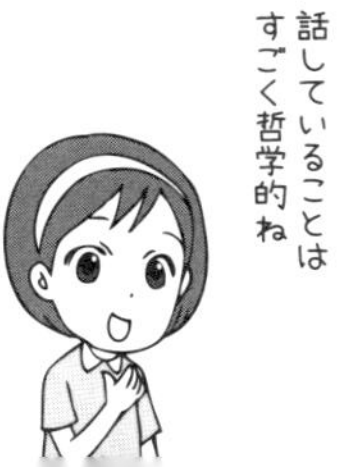

て謎よね。

まどか　でもそれって、あくまでもお話の世界よね。現実じゃないわ。

斎藤　ところがそうとも言えないんだよ。ナラティブ・アプローチの基本的な理論というか世界観は、**社会構成主義**[注14]というんだけどね。この考え方の基本は、「現実は社会的な対話を通じて言語的に構成される」というものなんだ。要するに、**私たちが生きている現実は、私たちと無関係にはじめからそこにあるのではなく、私たちが対話を通じてそのつど創り出している、**という考え方だね。

まどか　つまり、私たちは自分の人生を自分で創造している、ということなんですね。

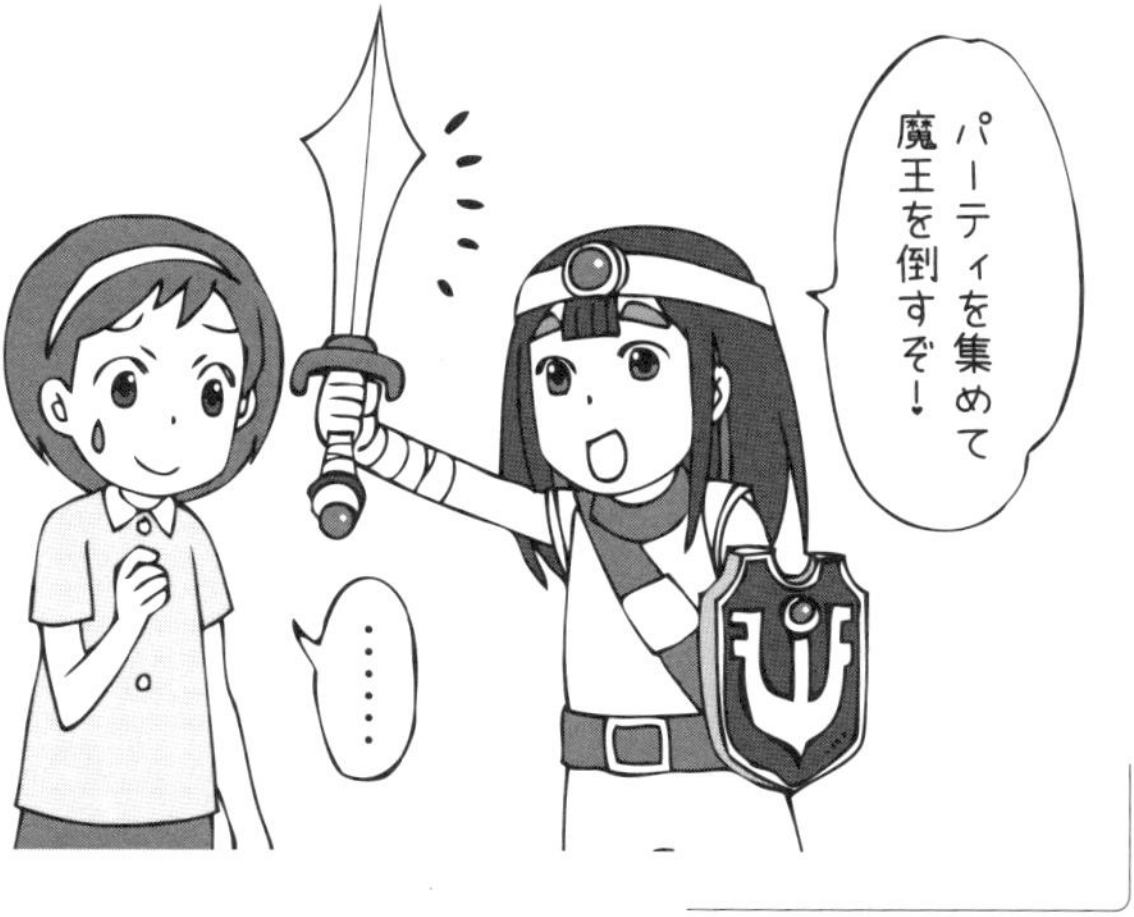

私たちは自分の人生を自分で創造している

さつき　そう考えると、結局のところ、私たちはファンタージェンの国の住人だということと、そんなに違った話ではないという気がします。

まどか　うーん。それをすんなりと言い切ってしまうとは、さすが筋金入りの文学オタクのさつきだけあるなぁ。

さつき　だから、私はオタクじゃなくって、〝文学少女〟だって言っているでしょ

すべての人に共通の現実など存在しない

斎藤　今までの話をふまえて、僕は、ナラティブの特徴は3つにまとめられると考えている。

さつき　三題話って、わかりやすいですよね。

斎藤　第一に、**ナラティブは多様性をもっている。**さっきまでの話からもわかるように、**ナラティブの最も重要な働きは、出来事の連鎖を意味づけること**な

注14　現実の客観的な実在性を留保し、現実は人間の社会的活動の中で、主に言語を媒介として作り上げられるものととらえる、ポストモダン思想の代表的立場。社会構成主義の4つの特徴として、①言語は事実によって規定されない、②あらゆる表現の形式は人々の関係と相互交流から意味を与えられる、③言説は未来を創造する、④自明とされている理解に対する自省（reflexivity）を重視する、をガーゲンはあげている。

のだが、その意味づけ方は一通りではない。例えばある人が、「それまで話の輪に入っていなかった私がひとこと発言したら、周囲の人がみな黙ってしまった」という経験をしたとしよう。

さつき　あ、それ、それ！　私、しょっちゅうそういう経験してます

斎藤　…なるほど。それではさつきさんは、そういうことが起こったときに、それをどう意味づけるのかな？

さつき　はい。そういうときは「私の意見が正当なので、みんな反論できなかった」と考えるようにしています。

まどか　えーっ、えーっ。私もしょっちゅう同じような経験しているけれど、私はそういうときは、「私が空気を読めない発言をしたので、みんなシラケてしまった」のではないかと、すごく心配になるわ。

さつき　まさか。まどかは、いつだってまわりにきちんと気を配った発言しているよ。誰もまどかのことを、空気が読めないなんて思っていないよ。

まどか　そう言ってもらうとうれしいけど、そうはとても思えないことが多い

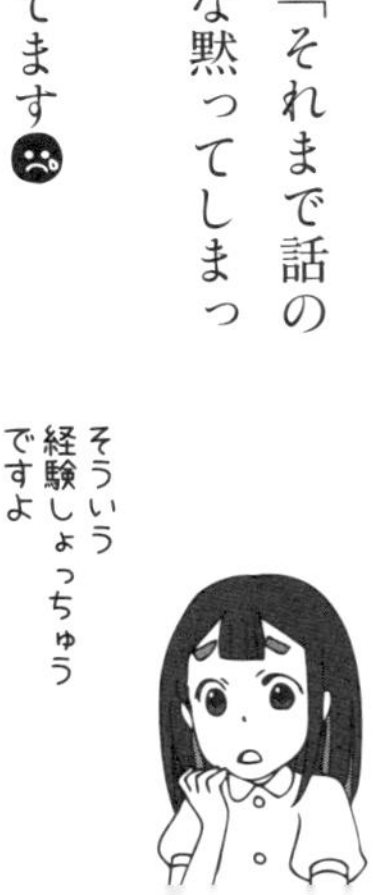

のよね。その点、さつきはいつも堂々と自分の意見が言えるところが、私から見るとうらやましいな。

さつき　正直言うとね、空気を読めないのは私のほうなの。でも、自分のほうが空気が読めないんだと考えると精神衛生に悪い、ということにあるとき気づいたの。そもそも空気って、吸ったり吐いたりするもので、読むものではないでしょ。だから今は、そういうふうには考えないようにしているのよ。

まどか　それって、とっても前向きの考え方よね。私もまねしたいなー。

斎藤　二人とも、理解が早いなぁ😊　でも、ここではちょっと話を戻そう。ナラティブの第一の特徴は、「物語は多様な意味をもつ」ということだ。繰り返しになるが、物語は経験を意味づける働きをするが、その意味づけ方は一通りではない。同じ出来事からでも異なった複数の物語を作ることができるし、そのうちのどの物語が正しいかということは、原則として決められないことが多い。このような物語のもつ特徴を最もよく表す例としてよく引き合いに出されるのが、芥川龍之介の短編小説『藪の中』[注15]だ。

注15　一九二二年発表の芥川龍之介の短編小説。藪の中で男の刺殺体が発見され、その事件をめぐって、捕らえられた盗人、男の妻、巫女の口を借りて語る男の死霊の三者の証言がそれぞれ食い違い、真相は明らかにされない。「真相は藪の中」という言葉の語源にもなった。

さつき　あ、私その作品知っています。黒澤明監督の映画『羅生門』の原作ですよね。

まどか　さすが、さつき、よく知っているね。

さつき　映画の『羅生門』は、国際的にもとても有名なのよ。もともとのアイデアは『藪の中』のストーリーなんだけど、芥川の小説には『羅生門』という別の作品もあるから、ちょっとややっこしいの。

まどか　そういえば、『羅生門』って昔、国語の授業で習ったなぁ。下人が最後に老婆を殺すって話よね。

さつき　そうそう。教科書でもよく取り上げられる話だから、混同しちゃうんだけど、『藪の中』はそれとは違うストーリーよ。『藪の中』には、七人の語り手が登場するんだけど、当事者と呼べるのは、殺された武士の「金沢の武弘《たけひろ》」と、その妻である「真砂《まさご》」、殺人事件の下手人と疑われている盗人の「多襄丸《たじょうまる》」の三人なの。ところがこの三人が、同じ事件について全く違う話をするのよ。……これ以上話すとネタバレになるから、このへんでやめておくね。

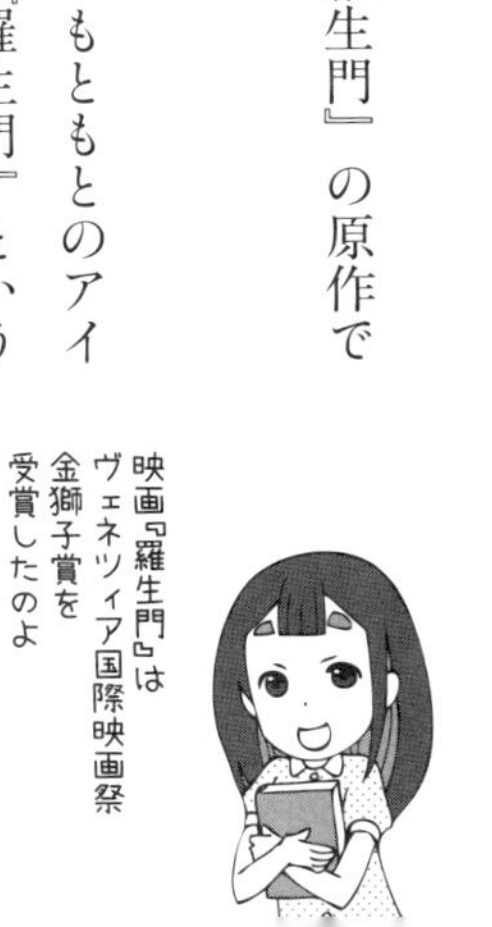
映画『羅生門』は
ヴェネツィア国際映画祭
金獅子賞を
受賞したのよ

まどか　さつきって、本当に詳しいなぁ。

斎藤　さつきさん、詳しく解説してくれてありがとう。国外では、この黒澤の映画作品に触発されて、「羅生門効果」なんていう概念が提唱されているくらいだ。これは大雑把に言うと、「同一の出来事が、複数の人によって語られるとき、複数の相容れない物語が生ずる現象」のことだよ。

まどか　なるほど。さっきの「私がひとこと発言したら、周囲の人がみな黙ってしまった」という出来事は1つだけれど、それを意味づける解釈は複数あるということですね。

斎藤　そのとおり。でもね、ちょっと付け加えると、ナラティブの考え方ではさらに進んで、「現実それ自体のもつ真実性に対する挑戦」というニュアンスが強調される。

まどか　えーっ。それってどういうことですか？

斎藤　つまり、**複数の視点から複数の物語が生じるのは、唯一の真実の出来事に対する複数の解釈があるからではなく、そもそも複数の視点と相関する複数**

の現実が、ダイナミックにそのつど生成されるからである、と考えるんだよ。だから、唯一の正しい現実は存在しないと考える。

さつき　私、その考え方わかります。さっきから話題になっている『藪の中』でも、結局最終的な真実は明らかにされていないんです。ちょっと微妙な話なんですが、映画『羅生門』では、実は木こりが事件の一部始終を見ていて、後に真相を明かすという構成になっていますが、小説『藪の中』ではそれもありません。『藪の中』のほうが、芥川が書きたかったことがより純粋な形で表現されている、と私は思います。

まどか　ふーん。そうすると、「1つの出来事から、複数の物語が生じる」という現象は、「羅生門効果」

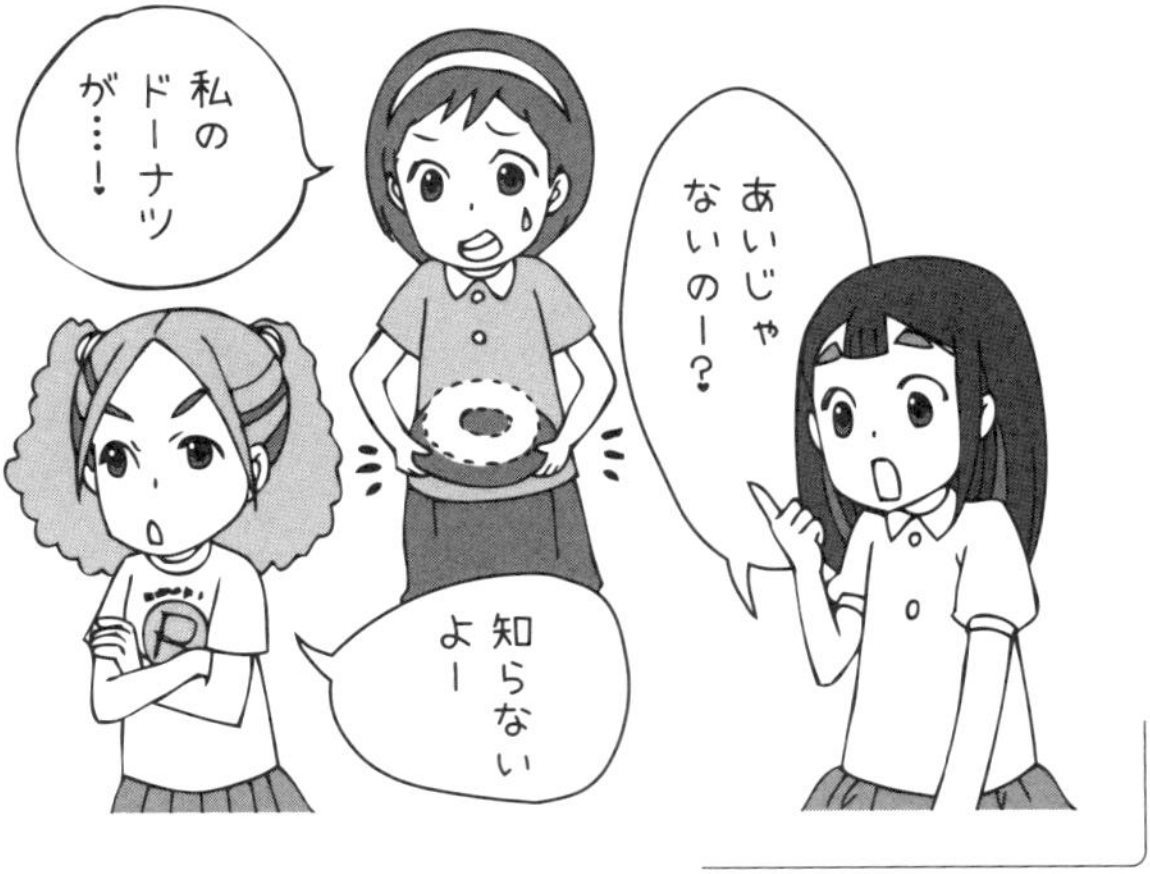
私のドーナツが……！
あいじゃないのー？
知らないよー

現実は「藪の中現象」がいっぱい

というよりも、「藪の中現象」と呼ぶほうがよさそうですね。

斎藤 そうそう。現実には「藪の中現象」はしょっちゅう起こっていると僕は思う。しかし多くの人は、1つの出来事を説明する真実は1つだと思い込んでいるので、「真相」を探す努力を延々と続けることになる。しかし、それぞれの当事者にとって異なる「複数の現実」があると考えると、みんなが認める「真実」は永遠に見つからないということになるだろう。あ、だいぶ話が逸れてしまったので、次へ行こうか。

いったんできてしまった思い込みは、容易には変えられない

斎藤 ナラティブの第二の特徴は、「**物語は拘束性をもつ**」ということだ。これは物語のもつ「経験を意味づける」働きに由来する。例えばさっきの例に当てはめて言うと、ひとたび「私は空気が読めないので場をシラケさせるよう

な人間だ」という自己物語が形成されてしまうと、その人は毎日経験するちょっとした出来事を、すべてその線にそって意味づけてしまうことになりかねない。

まどか　あ、それ、私とってもよくわかります。誰かがちょっと顔をしかめたり、会話に空白ができたりすると、「やっぱり私のせいだ」と思ってしまうんです。それって、本当は私の言動とは必ずしも関係ないかもしれないのに、そのときはどうしてもそう思えてしまうんです。

さつき　うーん。実はそれ、私もとってもよくわかる。私もそういうふうに感じていた時期があるの。自分の行動が他人からどう見られているかがとても怖かった。でも、そのせいで人と会うのを避けようとすると、ますます細かいことが気になってしまうから、悪循環だったなぁと今では思うな。

まどか　いったんそういう思い込みができちゃうと、自分一人だけでそれを変えることはとても難しいのよね。…なるほど！　これが「物語に囚われる」ということなのね。

斎藤　ナラティブとか物語とかいうと、医療にとって役に立つ良いことばかりを期待してしまう人も多いのだが、物語にはこのようにやっかいな問題もある。だからこそ、この「物語の拘束性」について、よく理解しておくことは重要なんだ。

さつき　確かに、今までのお話を聞いていると、物語って、多様でとらえどころがないうえに、いったんできあがっちゃうと今度はなかなか抜け出すことができないって、やっかいなことばかりみたいな気もしますね

斎藤　そうそう。それだからこそ、ナラティブの第三の特徴を理解することが大切になるんだよ。

さつき　それはなんですか？

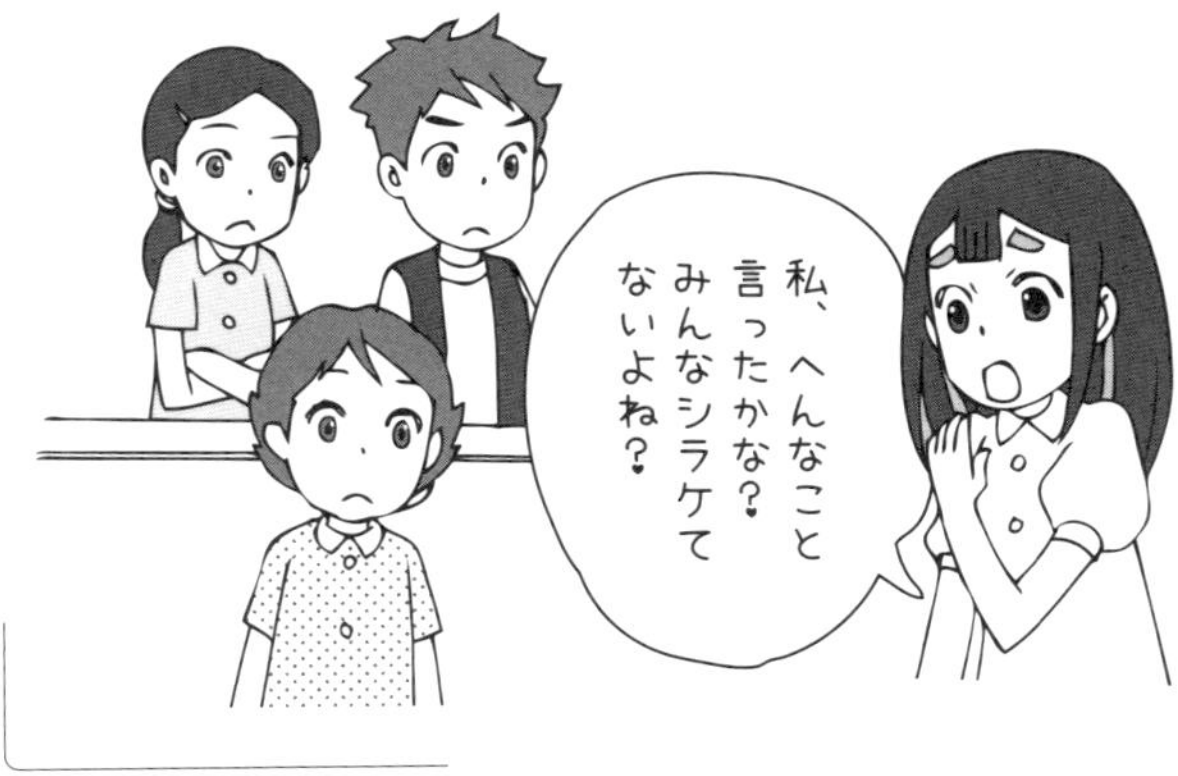
私、へんなこと
言ったかな？
みんなシラケて
ないよね？

物語はいったんできあがるとなかなか抜け出せない

物語は拘束性をもつけれども、書き換えは可能

斎藤　ナラティブのもつ第三の特徴は、物語は変化していく、ということだ。これは第二の特徴とは矛盾するようだけどね。堅固で変わりようがないように見える自己物語でも、それを語る機会が与えられ、十分に聴き取られ、安心できる場での対話が促進されることによって、徐々にではあっても物語は変化していくのだよ。

さつき　私、それってとってもよくわかります。物語って結局は言語記述ですから、ある意味ではどのようにでも書き換えることができるのですよね。もちろん、本当の意味で物語が変化するということは、そう滅多に起こることではないと思います。でも、物語の登場人物や語り手が生きている現実そのものが変化するということは、とっても大きな変化ですよね。

まどか　ふーん。そうすると、私がさっきから気にしている「場の空気が読め

ないので、まわりをシラケさせているのではないか」という物語も、変化し得るってことよね。

さつき そういうこと。実を言うとね、私もずっとまどかと同じようなことを感じていたの。つまり、私って、まわりのみんなをシラケさせているのではないかっていうこと。さっきも言ったように、その頃は、他人から私はどう見られているのかってことがとても気になって、自分が何かを発言するときにはいつもびくびくしながら話していたのだけど、あるときこう思ったの。「これって、私がそう思っているだけじゃないか」って。

それで、冷静にまわりの人を観察してみたら、まわりの人は私の言動をいちいち気にかけていないってことに気づいたの。そして、私がまわりの空気を読まずに、ずばっと思っていることを言ったとき、みんなは結構それを受け入れて、評価してくれているってことにも気づいた。だから今は、自分が思ったことを発言するのに恐怖を抱くようなことはなくなったし、過去の嫌な体験もあまり気にならなくなったかな。

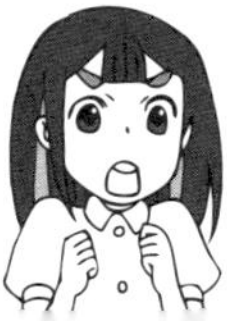
空気は読むものじゃなく
吸ったり吐いたりするものだよ

まどか　ふーん。さつきは、そのときに「自分の物語を書き換えた」のね。『はてしない物語』のことと思い合わせると、「新しい物語が生じる」ということは、歴史も一緒に生じる」ということだもんね。だから、過去の体験の意味も良いほうに変わったのね。でも、一人だけでそれをするのはたぶん難しいと思うけど、さつきの場合、物語が変わるきっかけになったことは何?

さつき　うーん。自分では、そのあたりはよくわからないのよね。1つの可能性は、苦しかった頃にたくさんの物語や文学作品を読んだのだけど、特にお気に入りの作品から勇気をもらったことや、気づかされたことがたくさんあった気がする。それと、まどかやあいをはじめとする友人に恵ま

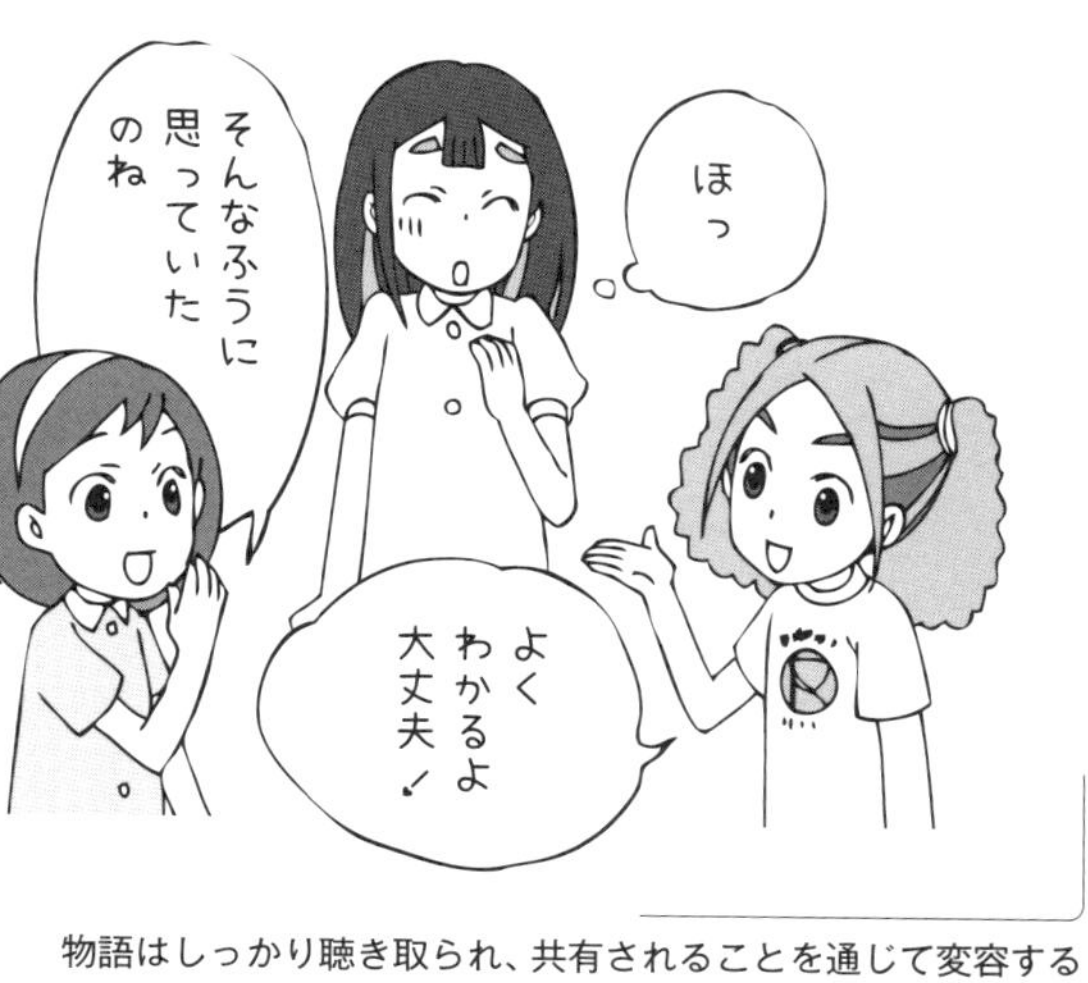
ほっ
そんなふうに思っていたのね
よくわかるよ大丈夫!

物語はしっかり聴き取られ、共有されることを通じて変容する

れたことかなぁ。みんな私の言うことを否定せずに、真剣に聴いてくれたものね。

斎藤 今のあなたがたのやりとりは、僕にとってもとても勉強になるね。物語の書き換えというのは、ただ表面的にそうしようと思っても、簡単にできるものではない。たぶん一番重要なことは、**物語が表現されるチャンスが与えられること、そしてそれがしっかりと聴き取られて共有されること**だと思う。物語が語られるときには必ず、真剣な聴き手が必要なんだ。でも、物語の共有はそれだけではなくて、書く/読むというチャンネルを通じて行われることもある。いずれにしても、**物語は書き換え得るものだし、時には混沌の中から全く新しい物語が浮かび上がることもある**ということが、物語の特徴のうちでも最も大切なことだろうね。

さつき そうですね。今日はとっても勉強になりました。

まどか それじゃ、最後に今日のポイントをまとめておきますね。

まとめ

ナラティブには３つの特徴がある。
それは…

①物語は多様性をもつ

→　物語は経験を意味づけるが、意味づけの方法は１つではなく、同じ出来事からでも異なった複数の物語を創ることができる。

②物語は拘束性をもつ

→　いったん物語ができあがると、自分一人では抜け出すことが難しい。

③物語は変化していく

→　物語が表現されるチャンスが与えられ、それが誰かにしっかりと聴き取られて共有されることにより、物語は書き換えられていく。

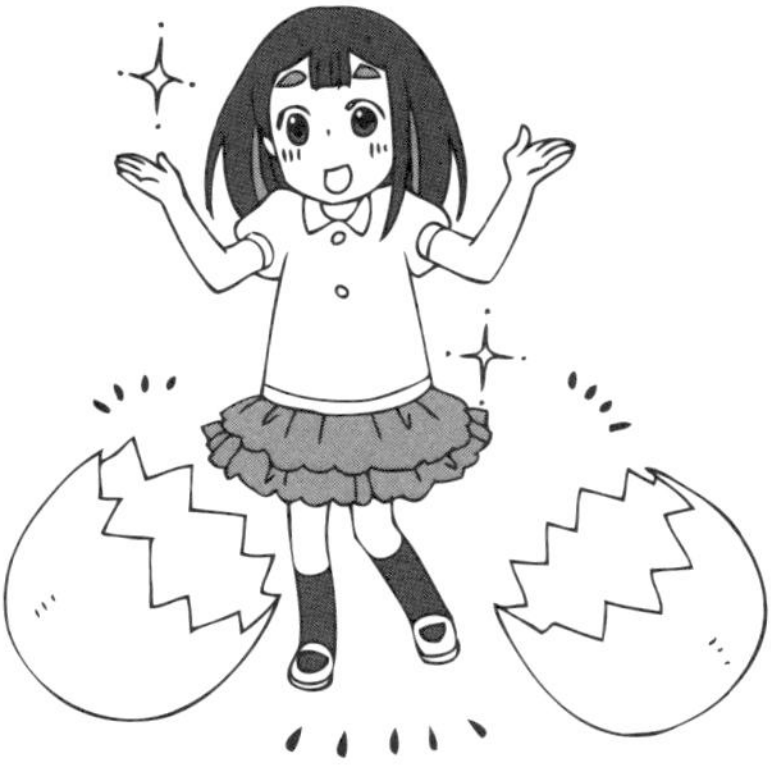

NEW さつきの誕生

Chapter

5

ナラティブって、役に立つの？

まどか　こんにちは、先生。前回に引き続いて今日も、さつきと一緒におじゃましました。

さつき　先生、この間はありがとうございました。とってもためになりました。今日もよろしくお願いします。

斎藤　やあ、こんにちは。それじゃ、今日は何から始めましょうか。

さつき　前回はナラティブについての基本的なお話をうかがったので、今日は、ナラティブを医療に導入するということはどういうことかを中心にお聞きしたいです。

斎藤　そうですね。それじゃあ今日は、ナラティブの考え方を全面的に尊重する医療の1つのあり方の例として、ナラティブ・ベイスト・メディスン（NBM：Narrative Based Medicine）について、一緒に勉強していくことにしましょう。まどかさんは自分の卒論のテーマだから、もうだいぶ勉強しているよね。

まどか　え、ええ…　一応、斎藤先生の書かれたご本を中心に何冊かは読んだのですが、正直なところ、全部理解したとはとても言えないです。

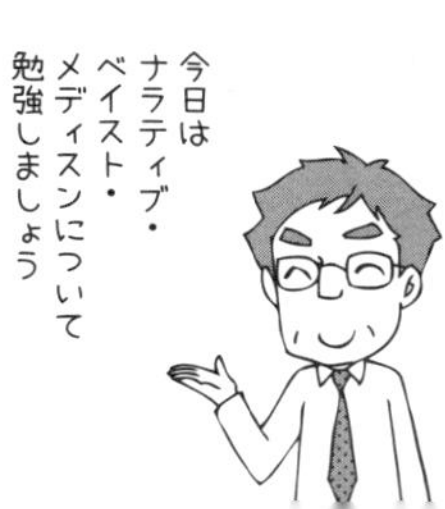
今日は
ナラティブ・
ベイスト・
メディスンについて
勉強しましょう

斎藤 それじゃ、質疑応答も兼ねて、まずまどかさんからＮＢＭの概略を説明してもらいながら、一緒に勉強していくことにしましょう。

さつき わあ、楽しみ😊 まどか、よろしくね。

「ナラティブ・ベイスト・メディスン」って、何?

まどか では、始めます。まずＮＢＭって何かという話なのですが、ひとことで言うと、前回まで議論したようなナラティブという考え方を、医療に全面的に採り入れたらどうなるかというのが、ＮＢＭという医療のムーブメントと言ってよいのではないかと思います。このムーブメントは結構新しいもので、一九九八年に初めて提唱されたものですから、まだ15年ちょっと経ったばかりですね。ＮＢＭはＥＢＭの研究者でもある英国の一般診療医（ＧＰ）が中心になって提唱した概念なんですけど、一番中心になっていたのは、トリシャ・グリーンハルという女性の先生です。

さつき　ＮＢＭを提唱した医師が、もともとはＥＢＭの専門家だというのはおもしろいね。

まどか　たぶんそれは、イギリスの医療制度とも関係があるんじゃないかと思うわ。さっき出てきたＧＰって、日本で言えば、総合診療医とか家庭医と言われる先生のことで、要するに、呼吸器とか循環器しか診ない専門医ではなくて、自分が担当している患者さんに起こった問題であれば、なんでも診療するという医師のことなの。イギリスではお医者さんの約半分はＧＰなのよ。

さつき　日本ではまだまだ、専門医による臓器別の医療が中心よね。でもＧＰって、幅広い知識と技術が必要だから、たいへんだと思うなぁ。

まどか　そうそう。ＧＰにとっては、特定の専門性に偏らない、幅広い医学のミニマルスタンダードを身に付けているということが必要で、そのためにはＥＢＭの実践を身に付ける必要があるということが、まず最初に注目されたの。ＥＢＭが正式に提唱されたのは一九九〇年代の初めのことで、ＮＢＭと比べてもそんなに昔のことじゃないのよ。

斎藤 そうなんだ。ちょっと私から追加すると、いろいろな学問的分野でナラティブが注目されてきたのは、今から30年以上前のことなんだけれど、医学領域で明確にそれが注目されるようになってきたきっかけは、やっぱりＥＢＭの急速な普及と無関係ではないと思う。先ほど名前が出たグリーンハル先生は、英国で最も有名なＥＢＭの教科書を書いた医師で、そういった人たちの中からＮＢＭというムーブメントが出現してきたということは、とても興味深いことだね。

まどか それに関連するんですけど、どうしてＮＢＭという考え方が必要とされたのかについて、グリーンハル先生たちは、次のように述べています[6]。

西洋医学においては、疾患の病態を理解し、治療法を理論的に支える妥当で確実な根拠（エビデンス）を求めることに対して、この上もないほどの熱心な努力がなされて来た。しかしそれに比べると、臨床において患者自身の体験を理解することや、患者と良好なコミュニケーションを保つことと

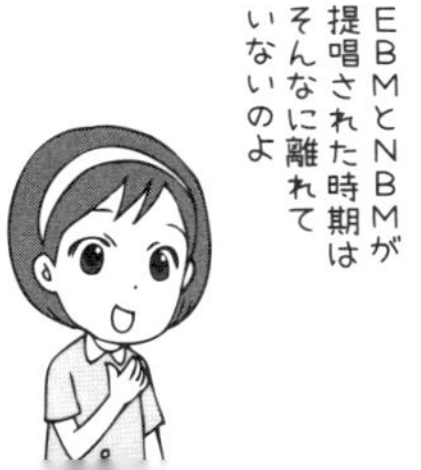
EBMとNBMが提唱された時期はそんなに離れていないのよ

はあまり注目されてこなかった。私達が物語り（ナラティブ）に注目するようになったのは、西洋医学におけるこのような不均衡を強く感じていたためである。

（T・グリーンハル、B・ハーウィッツ編［斎藤清二ほか監訳］『ナラティブ・ベイスト・メディスン―臨床における物語りと対話』、金剛出版、vページ、二〇〇一）

さつき　なるほど。少なくとも**医療におけるナラティブへの注目は、エビデンスの過剰な重視への反省という側面をもっている**ということね。つまり、バランスの回復というか。

まどか　そうそう。だからNBMは、その出発点から、EBMに対する補完という役割を期待されていたということなのよ。

さつき　ちょっと気になることがあるの。私のまわりにもナラティブに興味をもっている人って結構いるんだけど、でもその人たちって、どちらかというとエビデンスという考え方を嫌っている人が多いみたいなの。つまり、「EBM

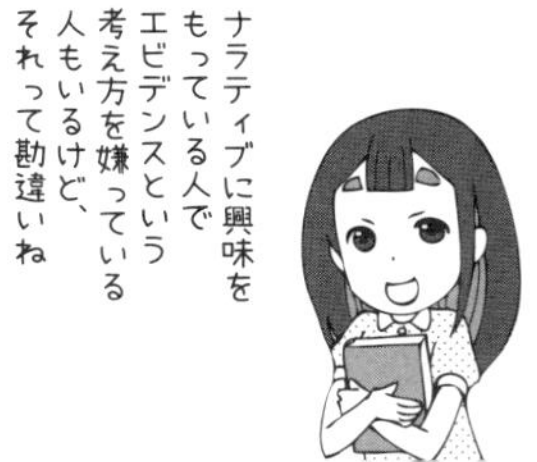
ナラティブに興味を
もっている人で
エビデンスという
考え方を嫌っている
人もいるけど、
それって勘違いね

は患者を単なる統計のサンプルのように扱っていて、人間的な側面を無視している」って言うの。でも、**NBMの出発点は、EBMへの反対でもなければ、EBMに対抗しようということでもない、**ってことよね。

まどか　さっきの言うことは、とっても大切なことだと思うわ。私が自分の卒論に「ナラティブとエビデンス」というテーマを選んだのも、そこが気になっていたということがあるの。「エビデンスを大切にすると、患者さんの人間性を否定するということになる」という考え方には納得できないな。だからといって、エビデンスだけが強調されるのは確かに問題よね。このあたりのことは、EBMの勉強をしてきた私には理解できているつもりだけれど、たぶんEBMについてあまり勉強していないで、勘違いしている人が多いせいだと思うなぁ。

斎藤　今二人が議論していることは、エビデンスとナラティブの相補性ということを考えるときのコアになる重要なことだと思うね。EBMとNBMをどのようにして調和させるかということについては、後でまた詳しく議論する機会があると思うので、少し先に話を進めよう。

NBMの定義は、はっきりしていない!?

まどか　次に大切な話題は、NBMとはそもそもなんであるのか、つまりNBMはどのように定義されるかということですね。これはEBMのときも問題になったのですが、定義をきちんと押さえておかないと、とんでもない誤解をもとに議論が進んでしまうことがあり得ます。

さつき　うーん。でもちょっと疑問があるのよね。EBMの場合は、そもそも「何が正しいEBMか」ということを決めること自体が、とってもEBMっぽい発想でしっくりくるんだけど、NBMの姿勢って、なんか白黒をはっきりさせるということにそぐわないような気がするんだけどなぁ。

まどか　なるほど。確かにさつきの言うとおりかもね。ナラティブの考え方そのものが、「複数のものの見かたを許容する」というものだものね…。実はNBMの定義を調べてみると、まさにそういう感じがするのよ。

さつき　どういうこと?

まどか そもそも、グリーンハル先生をはじめとするNBMの提唱者自身が、NBMをはっきり定義していないのよね。

さつき えーっ、そうなの

まどか その代わりにグリーンハル先生は、「医療におけるナラティブ・アプローチの特徴」を公表しているわ。それを簡単にまとめると、図7のようになるのよ。

さつき ふーん。すっきりしたまとめなのね。でも、なんとなく当たり前のような気もするなぁ…。

まどか ええっ！ そう思うの？ だってこれって、1つずつ考えてみると、現代の医学とはまるっきり正反対の考え方じゃないの。

さつき そうかなぁ…。だって私たち、学校ではいつだって、「医療の主役は患者さんなのだから、常に患者さん

1：物語（narrative）としての病い（illness）

2：主体（subject）としての患者

3：説明物語の複数性の許容

4：因果論の非重視

5：治療としての対話

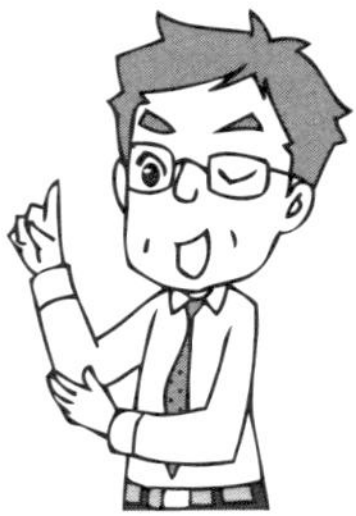

図7・医療におけるナラティブ・アプローチの特徴

を中心に考えなさい」って習っているよね。それに患者さんとの対話が大事だってことも、いつも聞かされているよ。

まどか　そういえばそうね…。これって、私たちが看護の世界にいるからなのかしら？　斎藤先生、医学の世界ではどうなんですか？

斎藤　そうだね。これって、なかなかわかりにくい論点だね。それじゃあ、ＮＢＭの特徴を１つひとつ取り上げながら、ていねいに見ていこうか。

まどか・さつき　はい。

物語としての病い

斎藤　ＮＢＭの特徴の第一はまず、**物語としての病い**ということだ。**NBMは「病い（illness）」を患者の人生という大きな物語の中で展開する1つの物語であるとみなす**。

さつき　質問があります。「病気」ではなくて、「病い」という言葉を使っているのは、何か意味があるのですか？

斎藤　ここで**「病い」という言葉は、「疾患（disease）」という言葉と対比的に用いられている。**この2つを区別するのは、医療人類学の考え方だ。われわれが病気と呼んでいるもの、顎関節症でも糖尿病でも膵臓がんでもなんでもいいのだが、客観的に観察でき、証明でき、共有できる側面をもつものを「疾患」と呼ぶ。例えば糖尿病だったら、血糖値が230だったとか、ヘモグロビンA1cが12だとか、足に壊疽が起こってきたとか、こういうことは客観的にわかるわけなので、それは糖尿病の疾患の側面ということになる。

まどか　なるほど。これは一般的に医学が取り扱っている側面ですね。

斎藤　そう。しかし、糖尿病には別の側面があるわけで、それは主観的、経験的な側面だ。君たち、実習で糖尿病の患者さんのお話を聞いたことがあるかね？

さつき　はい。私、2年生のときに実習で受け持ちになった患者さんが、糖尿病の方でした。

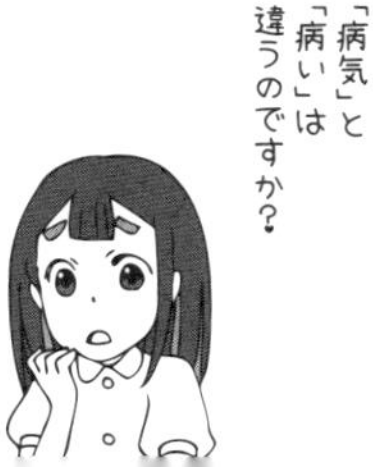

斎藤　その患者さんは自分の病気について、どんなふうに仰っていたか、覚えていますか？

さつき　そうですね。その方はこんなふうに仰っていました。

　最初のうちは全く症状がなくて、なんだかのどが渇くだけで軽く考えていたけれども、途中からだんだんひどくなってきてね。インスリンを打たないと、将来目が見えなくなるとか、足が腐ってくるとか言われたんだけどね。

　うちのおじいちゃんもインスリンを打っていたんだけど、打ち始めたらすぐ死んじゃったんだよ。だからインスリンは打ちたくないって、先生に頼んでいるんだ。

斎藤　そう。これは、典型的な「**病いの語り（イルネス・ナラティブ illness narrative）**」だね。さつきさん、この患者さんのお話を聞いたとき、何を感

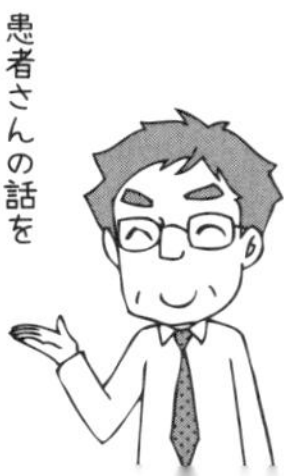

じましたか？

さつき はい。この患者さんは、先生から「インスリン治療を開始しましょう」と言われていたんですけど、なんだかんだと言って、インスリン治療を拒否されていたんです。それでまわりの人たちからは、「病識のない患者さん」と思われていました。

まどか 確かに普通、そう思うよね。

さつき うん、私も最初はそう思っていたの。「きちんと患者さんに自分の病状を理解してもらって、インスリン治療を受け入れてもらうべきだ」ってね。でも患者さんのお話を聞いているうちに、どうして患者さんがインスリン治療を嫌がっているのかがわかってきたの。この患者さんから見ると、インスリンを打つということは、「祖父と同じように俺も死ぬのか」という物語を生きてしまうことになるんだって。それだったら、すごく不安になるのは当然だと思ったのを覚えているな。

まどか うーん、なるほど。インスリン注射は糖尿病の治療のために打っているのであって、インスリンのせいで早く死ぬわけではないってことはもちろん理屈では正しいけれど、この患者さんの視点に立ってみれば、インスリンというのは、「もうすぐ死ぬという印」として意味づけられているということなのね。

さつき　そのとおり。同じ糖尿病という病気でも、個人が体験していることはみんな違うよね。その人にとって、何がどのぐらい苦しいのかということは、客観的には証明できないのよ。

斎藤　今、さつきさんが話してくれたようなことが、まさに病気の主観的な側面であり、これを「イルネス＝病い」と呼んで区別しようというのが、医療人類学の考え方だ。ＮＢＭはその姿勢を採用しているというわけだね。

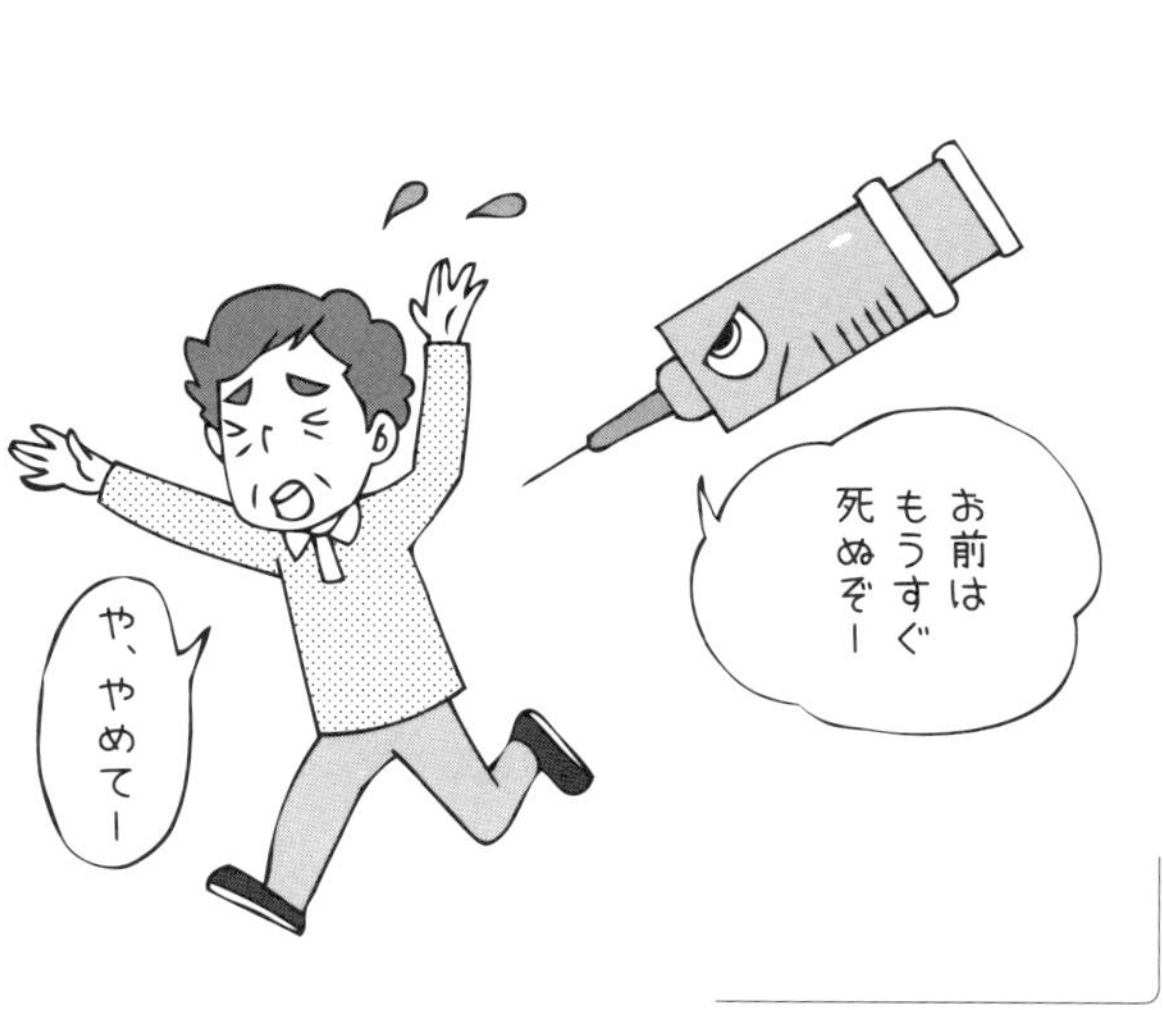

患者にはそれぞれ個別の主観的な物語がある

さつき　確かに**イルネスは患者さんの主観的な苦しみ**だから、それは語られるものですし、聴かなければわからないものなのですね。

斎藤　まさにそのとおりだね。そういう意味からも、NBMにおいて「病いの語り＝イルネス・ナラティブ」はとても重要な概念と言えるんだ。

まどか　医療人類学者で精神科医のアーサー・クラインマン先生の『病いの語り』[7]という書籍は、医療におけるナラティブ・アプローチのバイブルと言ってよい本ですね。私も勉強させていただきました。

ナラティブを通じて全人的に関わる

まどか　病いの語りということを考えるときにもう1つ大事なことがあります。病いの語りは非常に大事なことではあるのですが、**患者さんは病いだけを生きているわけではありません。その人の人生を生きているわけです。その中で、非常に重要な物語として、病いの物語がその時点で出てきた**ということです。これは非常に大切な視点で、NBMの実践は、患者さんの人生の語りを促進することをとても重視します。

さつき　でも、医療が患者さんの人生のすべてに関わるということは、実際上できないよね。

まどか　それはそのとおりだと思う。ちょっと話が戻るけれど、NBMの特徴の1つに、**全人的医療**の流れを汲んでいるということがあるの。つまり、人間を臓器とか細胞とか組織とかに分けて考えるのではなくて、まるごと一人の人間としてケアしていきたいという姿勢よね。この全人的医療という考え方は、決して新しい考え方ではなくて、かなり昔からある考え方なんだけど、むしろ最近になって専門分化が非常に進んできて、だんだんやりにくくなってきているとも言われているみたい。でも、さつきの言うとおり、全人的医療というのは、言葉で言うのは簡単だけど、なかなかできないわね。

さつき　なぜできないのかなぁ?

まどか　ぶっちゃけて言えば、実践することがたいへんだからだと私は思う。

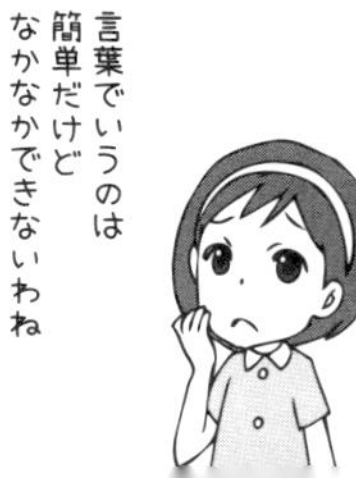
言葉でいうのは
簡単だけど
なかなかできないわね

自分の専門のところだけ診ているほうが楽よね。

さつき そうね。楽というとちょっと語弊があるけど、全人的に一人の人とつき合うというのはたいへんなことよね。掛け声としては全人的医療が常に叫ばれているけど、実際にどうやるのかというところで、なかなかうまくいかないというのが事実だと思うな。

まどか そうそう。だからＮＢＭは物語、ナラティブということに注目して、そこに焦点を当てて全人的医療を実践しようとしているんじゃないのかしら？患者さんの人生を全部ケアするということはもちろんできないけど、少なくとも交流の中で語られる患者さんのナラティブについて、「これは医療とは関係ないことだから」と言って排除するのではなく、「その患者さんの人生の物語の一部が語られたのだから、大切にしていこう」というふうに考えていこうということよね。

斎藤 まどかさん、とても大切なポイントを指摘してくれたね。実は最近になって、米国の家庭医療学の専門家であるロバート・テイラーという先生が、ご自身の書かれた本の中で、今まどかさんが説明してくれたNBMの特徴を「病いとは、患者の人生と〝生活世界〟という、より大きな物語において展開する1つの〝章（chapter）〟と見なされる」と表現している。さらにテイラー先生は、NBMを「患者が自身の人生の物語を語ることを助け、〝壊れてしまった物語〟をその人が修復することを支援する臨床行為」と定義しているんだ。

さつき　なーるほど。私たちの人生を1冊の本に例えると、病いの体験はその本の中の重要な1章だということですね。すてきな表現だわ。

まどか　私たちは、つい**患者さんの病気という側面にだけ注目して、患者さんが、医療に限定されない自分自身の人生を生きているということを忘れてしまいがち**です。気をつけなければならないことですね。

物語の主人公は患者さんで、医療者は聴き役

斎藤　さて、それではNBMの次の特徴に進もう。それは**患者さんを主体とし**

て尊重するということだ。

さつき　先ほども言いましたけど、それって当たり前のように思うのですが。

斎藤　確かにさつきさんの言うこともわかるのだけれど、今までの医学では、普通、患者さんというのは単なる「治療の対象（object）」であると考えてきたのではないかな? 例えば、「患者さんの話を聴くことが大切」と言っても、それは診断をするためだし、「十分に説明する必要がある」と言っても、それは治療の了解をとるため、というふうに考えてきたのではないだろうか。

まどか　なるほど、少なくとも近代医学はそう考えてきたのですね。でも看護の世界では、どうだったのかしら? むしろ看護師は、患者さんを「主体（subject）」として尊重し、患者さんをケアし、苦しむ患者さんに尽くすことが看護の精神である、というように習ってきたと思います。

さつき　私もそう思います。

斎藤　そうすると、NBMは近代医学よりもむしろ、看護の精神のほうに、より親和性があるということになるね。

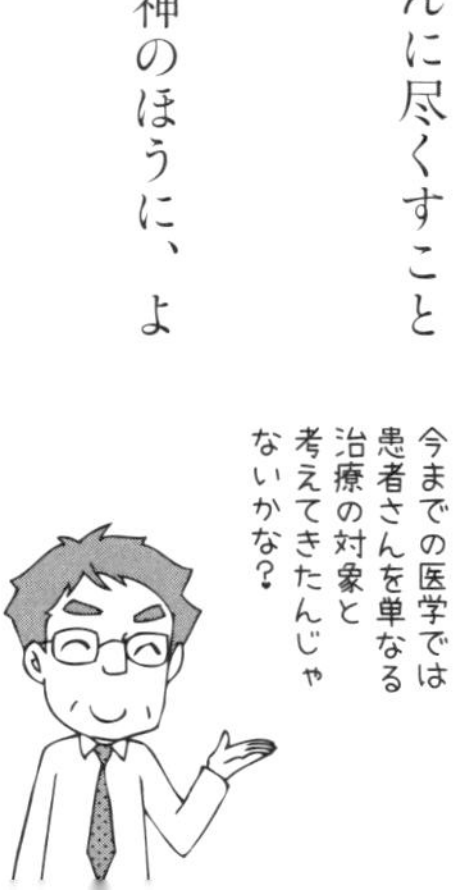
今までの医学では
患者さんを単なる
治療の対象と
考えてきたんじゃ
ないかな?

まどか　でも、看護のほうにも似たようなジレンマがあります。看護も近代医学を取り入れて、看護診断を行い、根拠に基づいたケアの計画をしっかりと立てなければならないということも強調されています。

斎藤　ふーん。そうすると、医学と看護学は、反対方向の側面から同じような課題に直面しているとも言えるね。そうすると、医学と看護は別のことと考えるよりも、一緒になって問題を共有して取り組んでいくことが、今後はますます必要とされるということになりそうだね。

まどか・さつき　そうですね。

斎藤　ここで大切なのは、物語をベースにして考えると、**患者さんというのは、「語り手」であると同時に「主人公」であるということになり、主体としての患者さんが、自分の病いの体験をどう意味づけているかということが、医療における最重要事項になる**、ということだろうね。それを知るためには、やっぱり患者さんの語りをていねいに聴く必要があって、**「患者さんの体験している物語を尊重しつつ、聴き取る」という能力が医療者には必要とされる**ということとになるね。この医療者にとって必須の能力をどう考えるかについては、また後の機会に触れることになると思う。

さつき　楽しみです。

まどか　これから医療者になろうとする私たちとしては、身が引き締まる思いです。

患者・家族・医療者は、それぞれ違う現実を生きている

斎藤　今日は大切な話題が多いので、そろそろ疲れてきた頃だと思うけど、もう1つだけ、大切なことに触れておきたい。ここまで述べてきたように、患者さんの物語を尊重するというのは、それ

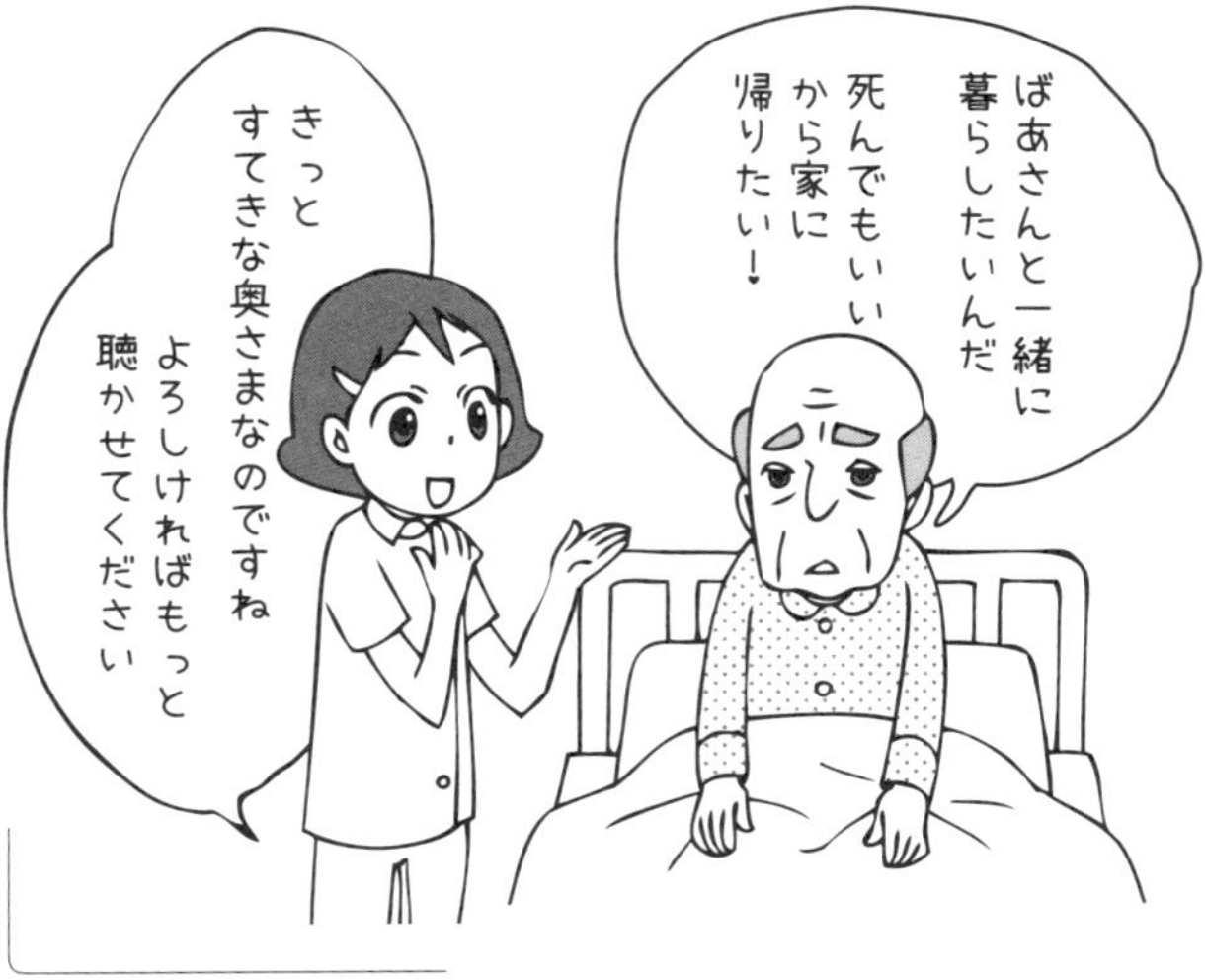
ばあさんと一緒に暮らしたいんだ
死んでもいいから家に帰りたい!
きっとすてきな奥さまなのですね
よろしければもっと聴かせてください

患者の語りを聴く能力が医療者には必要

はそれでわかりやすい。でも、「それだけで本当に医療は成立するのか」という問題がある。

さつき　それって、どういうことですか？

斎藤　つまりね。**患者さんにそれぞれの固有の物語があると同様に、医療者にもそれぞれの物語がある**ということなんだ。医師の場合だと、それは医学的な疾患概念であったり、さっきも出てきたような糖尿病のステージがどうとか、そういったことも無視できない。また、治療やケアの仕方にもいろいろな考えがあり得る。一番はっきりした例は、西洋医学の立場に立つ医者と、東洋医学の立場に立つ医者では、診断・治療を基礎づける物語が全く異なっているといったことだ。

まどか　もちろん、同じ医療者でも、医師と看護師では、同じ患者さんの同じ状況についても、別の物語を創り出すということはよくありますよね。

さつき　医師と看護師だけではないですよね。緩和医療にしても地域包括医療にしても、最近では多職種連携によるチーム医療が基本ですから、例えば一人の緩和医療の対象になる患者さんへのケアについて、医師、看護師、本人、ご家族がそれぞれ異なった物語を抱いているというようなこともよくあると思います。

まどか　そうね。今日はあいが来ていないけど、ぜひこのあたりのことはあいにも聴いてみたいわ。たぶん、緩和ケアチームの場合、もっと多くの専門職やそのほかの人々が同時に関わっていることは多いと思う。理学療法士さんや作業療法士さん、それに心理士さんやソーシャルワーカーさんなんかも関わっているし、宗教家が関わることもあるものね。それに同じ家族の中でも、ずっと付き添っている奥さんと、たまにしか来ない親戚の人では、考えや意見が違ったりするわよね。

さつき　なるほど。ナラティブという視点から見ると、それぞれの抱いている考えや意見が違うというだけではなくて、それぞれが違う物語の現実に生きているとすれば、そう簡単に相互理解できないというのは当たり前なのね。

まどか　あ、そうか。前回話した物語の3つの特徴に合わせて考えてみると、

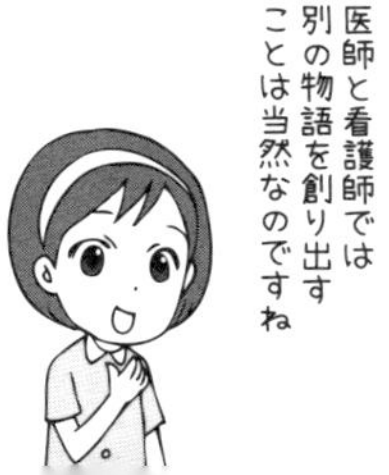
医師と看護師では
別の物語を創り出す
ことは当然なのですね

理解しやすいかもしれないわね。物語は多様だから、たくさんの人が関われば、複数の物語があるのは当然なのよね。第二の特徴の拘束性は、それぞれが自分の物語にこだわって、お互いに理解できないのも無理はないということになるのかしら。でも物語は変わり得るものだから、私たちは、患者さんのために最も役に立つ物語を構成することに期待して、対話を重ねていくことに意味がある、ということなのね。

斎藤　まさにそのとおりだと思うよ。ＮＢＭの実践は、君たちが説明してくれたとおり、ナラティブというものの特徴を十分に見通したうえで、医療実践に活かしていこうとする姿勢そのものだと言えるね。ＮＢＭの実践である対話をどういうふうに進めていくかについての話は、また別の機会にして、今日はこのくらいにしておきましょう。

まどか　はい。

さつき　先生、ありがとうございました。

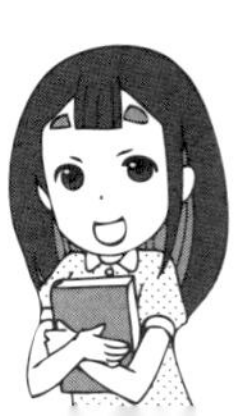
だからこそ
対話を重ねていく
ことに意味がある
のですね

まとめ

- ナラティブ・ベイスト・メディスン（NBM）は、エビデンスの過剰な重視への反省という側面をもち、EBMを補完する役割を期待されている。

- NBMの特徴のうち、この章で話題になったのは3つ。
それは…
①物語としての病い
→ 「病い（illness）」を患者の人生という大きな物語の中で展開する1つの物語とみなす。
②全人的医療
→ 語られた患者のナラティブを排除するのではなく、ナラティブをその患者の人生の物語の一部と考え、大切にしていく。
③主体としての患者の尊重
→ 患者は物語の語り手であると同時に主人公であり、患者が自分の病いの体験をどう意味づけているかを知り、尊重することが、医療における最重要事項になる。

- 患者も医療者もそれぞれ異なる現実を生きているので、複数の物語が併存することは当然。しかし物語は変わり得るから、医療者は、患者に最も役立つ物語を構成することをめざして、相互に対話を重ねていく必要がある。

Chapter

6

良質な対話をするには、どうすればいいの？

まどか　こんにちは、先生。今日は、あいとさつきの両方がおじゃましたがっていたものですから、三人でうかがいました。

さつき　こんにちは、先生。今日もよろしくお願いします。

あい　大勢で押しかけてご迷惑かもしれませんが、よろしくお願いします。

斎藤　やあ、こんにちは。にぎやかなのは大歓迎ですよ。それじゃあ、今日は何から始めましょうか。

ナラティブの実践と技法の関係

まどか　前回と前々回で、「ナラティブとは何か」「NBMとは何か」についてお話をうかがって、だいぶイメージがつかめてきたように思うのですが、実際に「ナラティブを実践する」ということは簡単じゃないな、というのが、その後、あいやさつきと話していて感じたことなんです。それで、今日はナラティブを実践するための方法というか、技術というか、そのあたりを具体的にお聞きしたいと思っています。

斎藤　ふむ。なるほど。その希望はとても自然だと思うし、ナラティブについて論じるときによく話題になることだね。ただね、ちょっとその前に確認しておきたいことがある。今、まどかさん、「方法とか技術」という言い方をしたよね。まとめると「技法＝スキル」と言ってもいいのではないかと思う。この「技法」という言葉についてどう感じるか、みんなにちょっと聞いてみたいと思うんだ。

あい　はい。ちょうど先生が話題を振ってくださいましたので、私が卒論研究のためにいろいろ資料を集めたり、実習経験を整理したりしているときに感じた疑問について話ししていいですか？

斎藤　ちょうどいい話題提供だね。あいさん、お願いします。

あい　はい。前にもお話ししたとおり、私の卒論のテーマは「緩和ケア」なのですが、現場で学んでいると、「患者さんのお話を傾聴する」とか、「患者さんと有効に対話する」という言葉がよく出てきます。それらは、緩和医療の実

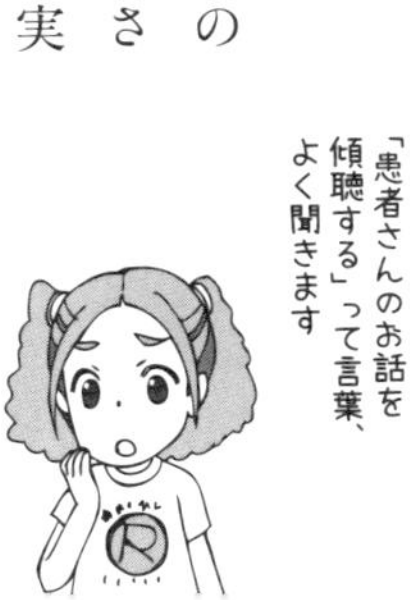
「患者さんのお話を傾聴する」って言葉、よく聞きます

践にとって大切なことだし、患者さんにとっても有益なことだとされています。

さつき　それに反対する人って、ほとんどいないんじゃない？

あい　私もそう思う。でも、もう1つよく聞かされるのは、「傾聴や対話は単なる技法じゃない」っていう見解よね。

さつき　ふーん。でもそれって当たり前なんじゃないの？「単なる技法」なんてあるわけないよね。傾聴や対話は、もっと幅広い複雑なものを含んでいるんじゃないかなぁ。しかも、はっきりと目に見える部分もあれば、目には見えにくいし、言葉にさえしにくい部分もあると思う。でも、具体的にどう実践するかを知らず、訓練を受けたことも

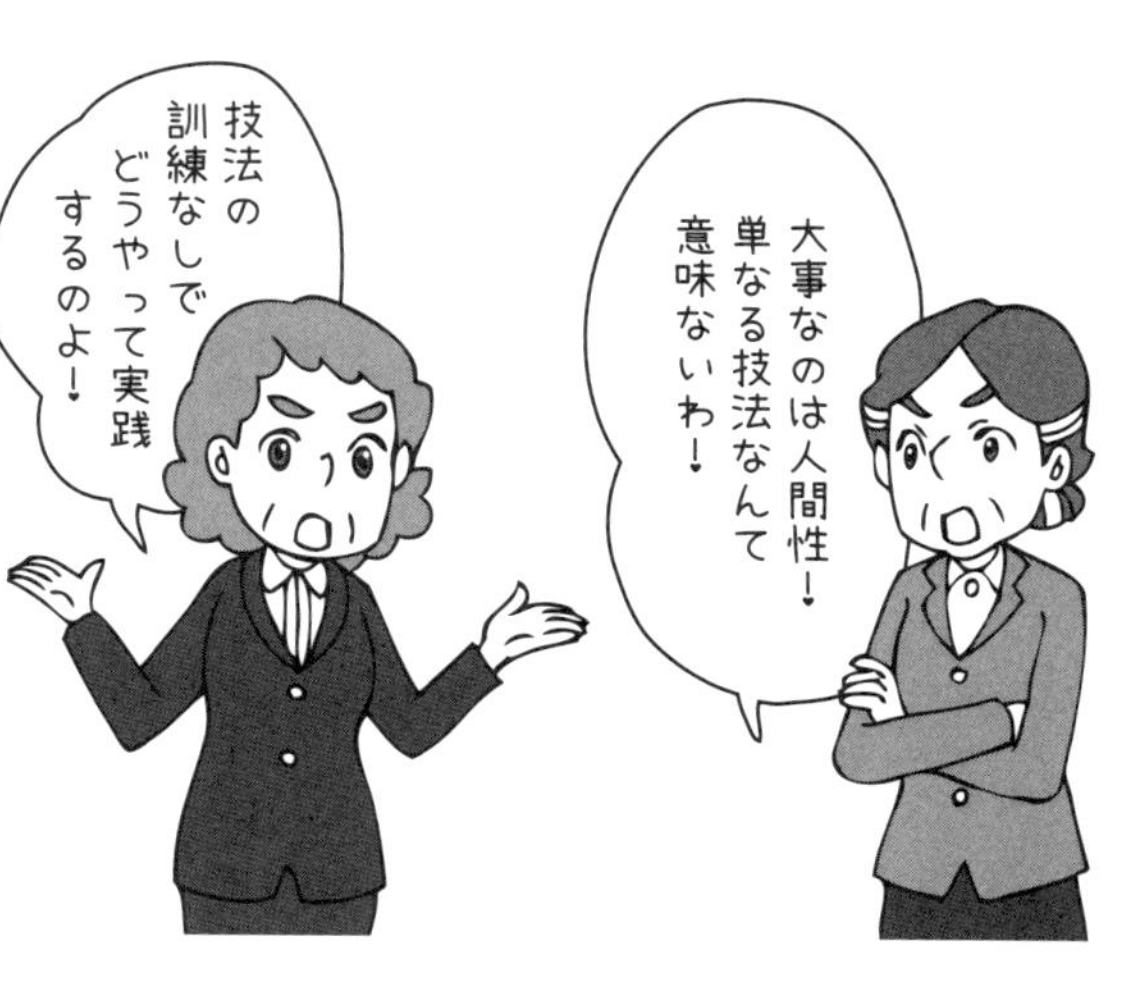
大事なのは人間性！
単なる技法なんて
意味ないわ！
技法の
訓練なしで
どうやって実践
するのよ！

なければ、できるわけないよね。「傾聴や対話の技法を学ぶ必要がある」ということとは、なんら矛盾しないと思うけどなぁ。

あい　さつきにばっさりとそう言われると、なんか問題が問題になる前に解消してしまった感じがするなぁ。でも、実際に何が困るかというと、そういうことを仰るのは結構エライ先生が多くて、「そもそも傾聴や対話の本質はその人の根本的な態度なのだから、技法の教育とか訓練とかは意味がない」というニュアンスが入っているのよね。そうすると、「技法の教育・訓練」の重要性を主張する考えとは、どうしても対立してしまうのよ。

まどか　うーん、どっちの考え方も理解できなくはないわねぇ。でも、これからいろいろなことを学んでいかなければならない学生である私たちの立場からいうと、指導してくださる先生同士に考えの違いがあると、とっても困るのよね😠

あい　まさにそのとおり！「技法を勉強したいです」と言うと、「単なる技法なんか意味がない」と言われ、「技法より態度が大事だと思います」と言うと、

「実際には何もできないのにエラそうなこと言うな！」と言われる。あーあ、これじゃあどうしたらいいか、わからなくなっちゃうよ

まどか　私もあいの言っていること、よくわかるわ。…今思いついたのだけど、これって、私がChapter 1で斎藤先生とお話しした話題と似ているような気がするの。あのときは、「エビデンスを示せ」が口癖のくせに、何を示しても「そんなものエビデンスとは言えない」という上司の話だったのだけど、結局「そういう上司はエビデンス厨《ちゅう》だから、気にしないほうがいい」という話に落ち着いたのよ。

さつき　そうすると、「エビデンス厨」のほかに、「ナラティブ厨」もいるってこと!?

斎藤　えっへん、ごほん、ごほん。…まあさすがに「ナラティブ厨」の人がたくさん出てくるほど、ナラティブという言葉は有名じゃないけどね。でも、今

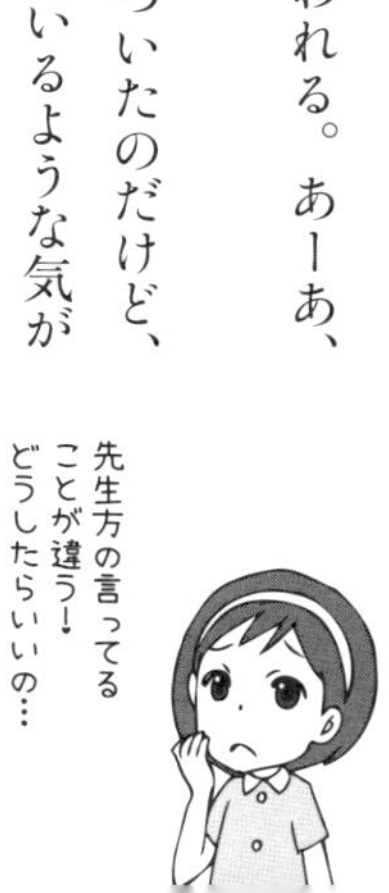
先生方の言ってること
が違う！
どうしたらいいの…

みんなが話題にしていることはとても重要なことだと思う。**「何か」が大切だということはみんなが賛成しているのに、実際にその「何か」を現場の実践や教育に活かそうとすると、へんなところで対立が生じてしまってうまくいかないということはよくある**んだ。こういうのはまさにピットフォール（陥穽《かんせい》・落とし穴）とでも呼ぶべきなんだろうね。「本来のナラティブとはこういうものでなければならない」という意識の強い人が多いと、そうなりそうな気がするね。

まどか　うーん。その考えって、「ナラティブとはそもそも多様なものである」というナラティブの第一の特徴とは矛盾しますね。

あい　でもいったん「ナラティブとはこうあるべきだ」という強固なナラティブができあがってしまうと、「ナラティブには拘束性がある」というナラティブの第二の特徴とは合致してしまうことになるよね。これは困ったなぁ、どうしたらいいのかな…。

さつき　そんなの簡単よ。ナラティブの第三の特徴を思い出してみて。「ナラティブは変容していくもの」なのだから、いろいろな対話をしているうちに、そういうことも変容していくのよ。だから、**重要なことは、自由な対話が死んでしまわないように、常に対話を活性化しようとする態度**なんだと思う。チョウチョが美しいからって、捕まえてピンで留めると死んでしまうじゃない。

まどか　確かにそのとおりよね。

あい　うーん。いつの間にか問題が解消してしまったね。

さつき　考えてみれば、最初から問題なんかなかったのかも。

斎藤　君たちすごいなぁ　どうしてこんなことができるのか、説明するとむしろ野暮ったくなるのだけれど、備忘録として書いておくと、結局こういう問題って、自己言及的なパラドクスなんだよね。そういうことをまじめに話し合うと、多くの場合、二重拘束（ダブル・バインド[注16]）に陥ってしまうのだが、君たちは自由な会話の中でそれを軽やかに解消していった、ということなのだろうね。

あい　先生っ、難しいことはどうでもいいですよ　さあ、本題に戻りましょうか。

注16　社会学者・文化人類学者のグレゴリー・ベイトソンが提唱した理論。2つの異なるレベルのメッセージを受け取ることで精神状態が拘束されて、身動きが取れなくなること。

NBMの実践は、良質の対話そのもの

まどか　そもそも、医療現場でNBMを実践するということは、どういうことなのでしょうか?

斎藤　ものすごく単純化して言うと、「**患者さんと医療者とが良質の対話をする**」ということだと僕は思っている。

あい　すっごく単純でわかりやすいですね。

斎藤　もちろん、これじゃあ単純化のし過ぎという意見も当然あるだろうね。直接患者さんとではなく、患者さんの家族と対話することもあるし、医療者同士が対話することもある。「良質かどうか」はどうやって判断するのか、という重要な問題もある。でも、NBMの実践が対話であるということは変わらないと思う。

まどか　なんか、「ナラティブは単なる対話とは違うぞ!」という声が、どこかから聞こえてきそうな気もするのですが、この問題は先ほど話し合いました

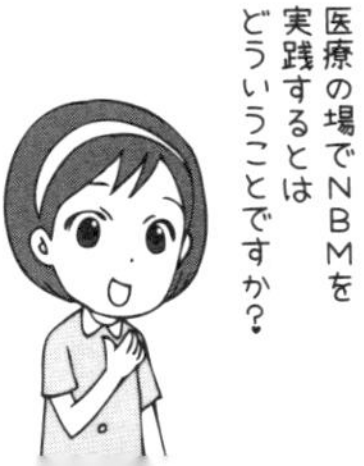
医療の場でNBMを実践するとはどういうことですか?

ので、スルーしておきましょう

さつき・あい　賛成、賛成。

斎藤　おっほん。もちろん、医療において対話が重要ではないという人はあまりいないと思う。でもここで重要なことは、今までの医療では、「医療行為とは、患者のもっている疾患を診断し、それを治療することであり、患者との対話はそのための手段である」と考えることが常識だった、ということだ。

まどか　このことは、前の回にも話題にあがりましたね。

さつき　そうそう。確か、ＮＢＭはあえてその考え方を逆転して、「医療実践の本質は、医療者と患者との対話そのものである」と考える、というふうに習いました。

まどか　看護学生の私たちからみると、この「疾患の診断と治療」はお医者さんの仕事で、私たち看護の仕事は、それを包含するもっと広い「患者さんのケア」と考えるのが自然です。だから、**ＮＢＭの考え方は、元来の看護の考え方からはそれほど特殊なこととは思えません。**

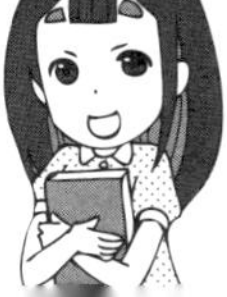
ＮＢＭの考え方は
看護の考え方と
近いですね

あい でも、確かに「対話」は看護ケアにも大切であることは間違いないけど、看護ケアは必ずしもそれを中核に置いてきたわけではないような気もするな。

さつき そうね。「ケアにおける対話をどのように行うべきか」ということは、看護にとっても、まだまだ未知の部分を含んでいるような気がするね。

まどか うーん、なるほど。ここでも気をつけないと、「ケアにおいて対話は大事だ。しかし、ケアとは〝単なる対話だけ〟ではない」というような議論が生じてきそうですね。

斎藤 そうそう。こういう議論が繰り返し繰り返し生じてくるのは、やっぱりそれが大切な問題だからということだと思う。しかしここでも、「ケアの本質」みたいなことにこだわり過ぎると、また同じような不毛な議論になりかねない。そもそもナラティブの考え方の元になっている「構成主義[注17]」は、このような「本質主義[注18]」とはむしろ対立する考え方でもあるのだよ。

あい へー。「本質主義」なんて言葉があるのですね。初めて知りました。そうか！ 私たちって、ナラティブについて学ぼうとするときでさえも、「ナラティ

注17 現実の社会現象や社会に存在する事実や実態、意味は、すべて人々の頭の中で（感情や意識の中で）作り上げられたもので、それを離れては存在しない、とする社会学の立場。本質主義との対立から生まれた。

注18 本質（事物の変化しない核心部分）を自立的な実体、客体的な実在物であるとみなしたうえで、個別の事物は必ずその本質を有し、それによってその内実を規定されている、という考え。

ブの〝本質〟ってなんだろう」という問いを立ててしまいますが、その問いの立て方自体が「本質主義」なんですね。

さつき　これはびっくりよね。「看護ケアの本質」とか、私たちが毎日学んでいることの中核的なことだものね。そうか、「看護ケア」という「もの」が実在しているわけではないのだから、「その本質」なんていうものも本来存在しないのかも。

まどか　ちょ、ちょっと待ってよ　それって、ちょっと過激過ぎない？「ケアという〝もの〟」は、確かに実体としては存在していないかもしれないけど、「ケアという行為」は見ることも記述することもできるわよね。

あい　これも難しい議論だなぁ。でも、なんかまた話がずれてしまったように思うので、先生、「対話の本質とは何か？」についてお話しいただけませんか。

斎藤　あのね…さすがにそこまで行くと、ちょっとからかわれているような気になってしまうなぁ　だけど、まあ、事ほどさように、議論というものは、知らず知らずのうちに本質主義的になってしまうってことだね。

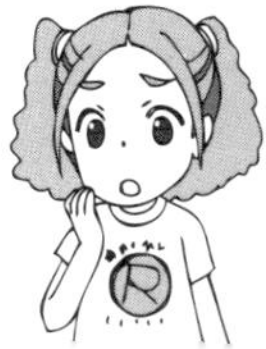

さつき　それじゃあ、先生、半分本質主義になってもいいから、とりあえず先生のお好きなようにお話しいただけませんか。どっちみち私たちは学びの途中で、理解の途上にあるんですから。

斎藤　わかった。じゃあその辺はあまり気にせず進めたいと思うから、あなた方もどんどん発言してください。

あい・さつき　もう、やってますけど。

まどか　もう。あなたたちがチャチャばっかり入れるから、さっぱり先に進まないわ

対話で一番大切なこと

斎藤　あまり抽象的な話ばかり続くのもどうかと思うので、少しシンプルな具体例をあげながら、一緒に考えてみようか。

まどか・あい・さつき　はい。お願いします。

医療者　◯◯さん。今日はいかがですか？

患者　あまり調子良くありません。食欲がなくて、ほとんど食べられないんです。

医療者　そんなこと言っていてはダメですよ。がんばって食べないと、治るものも治りませんよ。

患者　……。

斎藤　さて、この会話例について、みんなはどう思いますか？

あい　…どうって…。ひどいです。ひど過ぎます

まどか　うーん。確かに、これじゃ、患者さんは何も話せませんよね。

さつき　確かに…。でも、なんだか、私もこういう対応してしまうんじゃないかって気がするな。

あい　えー、そんなぁ。だって、患者さんが食べられないのは事実なんだし、それで困っているのは患者さんでしょう。それなのに、最初からそれを全否定

してるし、だいたいこれじゃ、完全に説教モードだよね。私が患者さんだったら、絶対に耐えられない！

さつき あいの言うことはよくわかるのよ。私だって自分がつらいときにこういうふうに頭ごなしに言われたら、「もう二度とこの人に本音なんて言うもんか！」ってなっちゃうと思う。でも、ついこういう言い方をしてしまう医療者の気持ちもわからなくもないの。患者さんにどう答えたらいいかわからなくて、「食べなければ治りませんよ」って言っちゃいそうな自分がいるの。

まどか うーん、これは身につまされる問題です。私たち、実習経験もまだ少ないし、こういうときどう答えたらよいのか、本当にわからないですね。

斎藤 君たちは、多様なものの見かたができるすばらしい感性をもっていると思うよ。

まどか そう言ってもらえると気は楽になりますが、本当のところ、どうしたらよいかわからないというのが正直なところです。

斎藤 今のような対応に技法的な観点から名前をつけると、「**批判的なコメン**

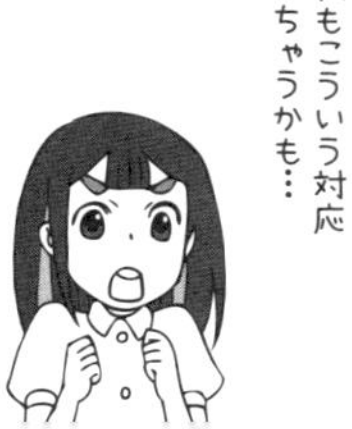

ト」と呼べるのではないかと思う。もちろん、このような応答は医療現場で好ましいとは言えない。患者さんは「具合が良くない」と言っているのに、医療者は「そんなことを言ってはダメだ」と言っているのだから、患者さんはそれ以上何も話すことができなくなってしまう。これでは対話どころではない。

しかし一方で、ついついこういう応答をしてしまうことは現実にあるし、こういうコメントでその場を切り上げてしまいたいと思う医療者も、実は単にいじわるなのではなくて、そこには医療者側のいろいろな思いがあるということへの想像力も大切だと思うね。

それでは、次の例を見てみよう。

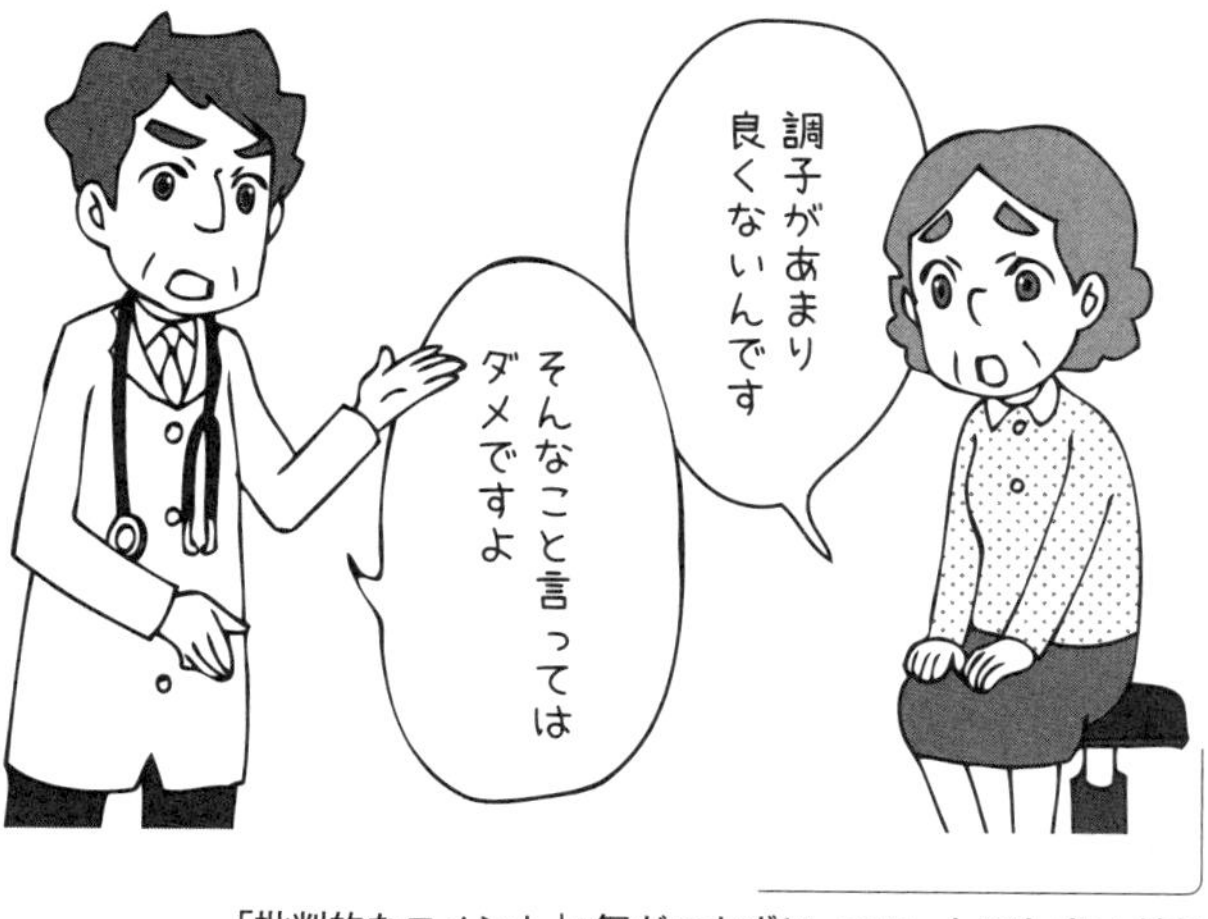
調子があまり
良くないんです
そんなこと言っては
ダメですよ

「批判的なコメント」：気がつかずに、つい、してしまいがち

医療者　○○さん。今日はいかがですか?

患者　あまり調子良くありません。食欲がなくて、ほとんど食べられないんです。

医療者　大丈夫ですよ。少しくらい食べられないからって、そう簡単に身体が弱ることはありません。あまりひどければ点滴するという手もありますし…。

患者　…そうですか…。

まどか　うーん。確かに、前の例と比べれば、医療者がなんとか患者さんを励まそうとしている気持ちはわかりますね。

あい　でも、やっぱり患者さんは、これ以上話すことは難しそうだね。

さつき　私が患者さんの立場だったら、「本当にこの人は私のこと、わかっているのかしら」って気持ちになると思う。さらに自分のことを話そうという気になれるかどうか、疑問だなぁ。

しら。

まどか　でも、こういう会話って、医療現場ではものすごく多いんじゃないかしら。

あい　私も医療者の立場になったら、こんな言い方してしまうかも。根拠もないのに、なぐさめたり、励ましたりすることだけに一生懸命になるっていうか。

さつき　難しいなぁ。患者さんに受けの良いことだけ言ってもダメだということは、頭ではわかるのだけど、でもほかにどういう応答の仕方があるかということを知っていなければ、現場でそうすることは難しいと思う。だって、患者さんをなぐさめたいと思うことは、医療者の本能みたいなものだものね。

斎藤　僕も同感だね。「患者さんの苦しみに応答する」ということは、医療者に課せられた義務でもあり、医療者が自ら選び取った基本的な倫理でもある。しかし、それを行為として実践できるためには、単に「これがあるべき態度だ」と教えるだけではダメだと思う。もちろん、「表面的にある技法をまねればうまくいく」なんてことは絶対にない。それでも**知識、技法、態度の3要素をしっかりと学び、自己訓練することは、医療者の基本的な能力を育てるためには必**

須だと思うね。

まどか　今のような応答の例を技法的に表現すると、どうなるのでしょうか？

斎藤　「**支持的なコメント**」と呼んだらいいのではないかと思う。この例では、少なくとも患者さんの気持ちを少しでも和らげようする意図は感じられる。しかし、結局のところ、患者さんがそれ以上語ることが妨げられていることは間違いない。

　ここまでの2つの応答例の共通点は、患者さんが十分に語っていないうちに、医療者側がコメントをしてしまうことによって、患者さんの語りが妨げられているということだ。つまり、「対話の主導権を患者さんに渡していない」ということだ

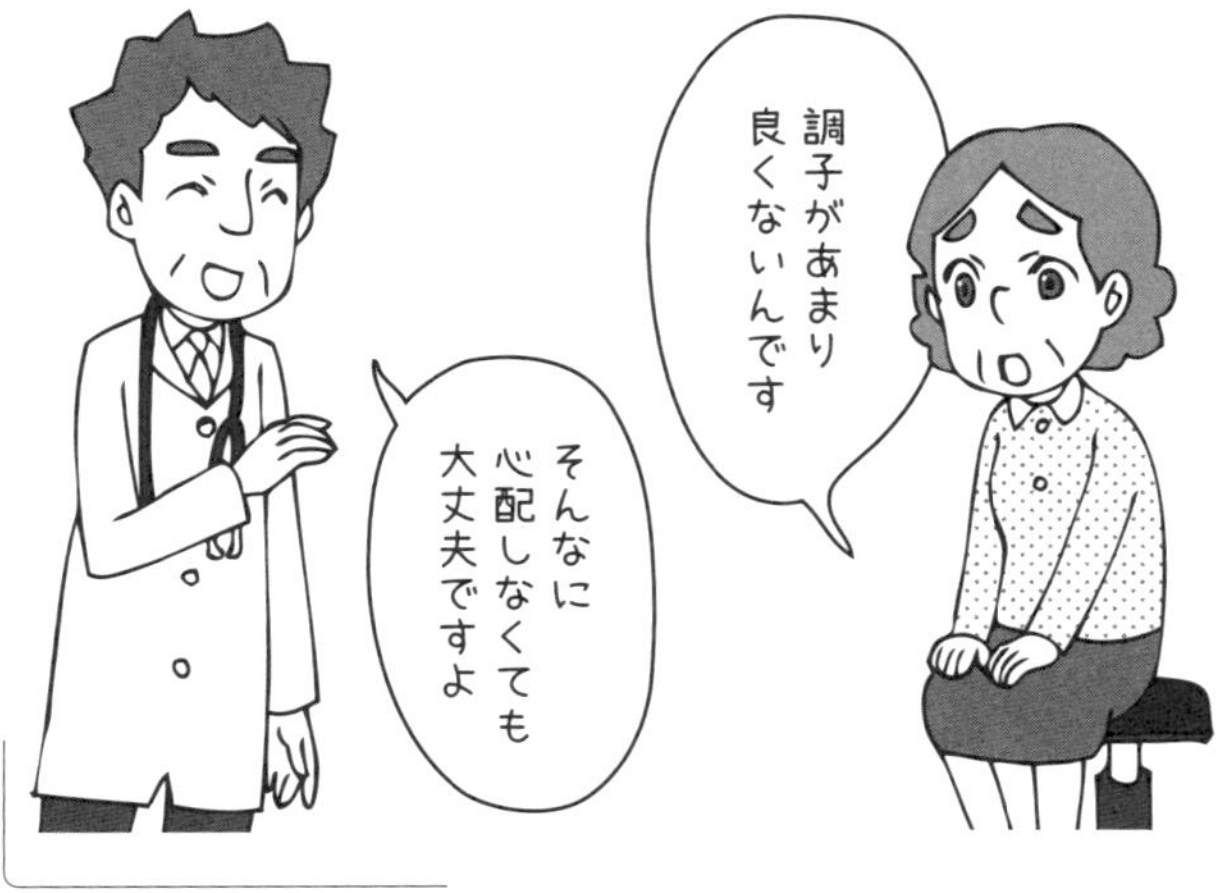
調子があまり良くないんです
そんなに心配しなくても大丈夫ですよ

「支持的なコメント」：相手を励まそうという意図はわかるが…

ね。

まどか　なるほど。「医療現場での物語の語り手は、第一に患者さんである」という原則を忘れてはいけないということですね。

斎藤　そうそう。**医療における対話の基本的な姿勢として最も重要なポイントは、話題の選択の主導権を患者さんに譲り渡し、医療者は相手の話題にぴったりとついていく姿勢を堅持すること**だ。

あい　なるほど。その態度を忠実に実行しようとすると、どういう展開になるのでしょうか。

斎藤　それでは、次の例を見てみよう。

医療者　○○さん。今日はいかがですか？

患者　あまり調子良くありません。食欲がなくて、ほとんど食べられないんです。

医療者　…そうなんですか。もう少し詳しく教えていただけませんか？

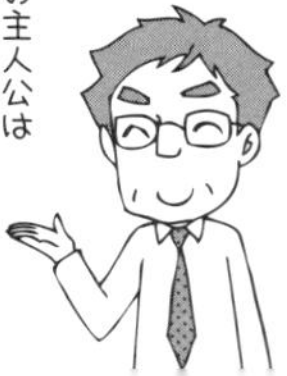
物語の主人公は
患者さんだと
いうことを
忘れないで

患者 食事の時間になっても、食べなきゃいけないとは思うのですが、二口くらい食べるとまるで砂を噛んでいるような味気なさで、それ以上食べる気が起こりません。なんか昨日あたりから、特にひどいんですよ。

医療者 …そうですか。昨日あたりから、特にひどくなってきたんですね。

患者 そうなんです。…こんなんじゃ、身体がどんどん弱ってくるんじゃないかと思って、ますます気弱になってしまいます。

医療者 食べられないと、気分まで落ち込んでくるというわけですね。

患者 そうなんです。…なんか、家族も最近見舞いに来てくれませんし…。

医療者 はあ。なるほど、それはさびしいですよね。よろしければ、今のお気持ちをもう少し聞かせてください。

患者 せめて娘夫婦が孫でも連れて、たまに顔を見に来てくれるとうれしいんですが…。

医療者　そうですよねぇ。…今までのお話をまとめさせてください。最近食欲がなくて、だんだん身体が弱っていくような気がする。この先どうなるんだろうと考えると、気分も落ち込んでしまう。せめて家族の方が見舞いに来てくれて、お孫さんの顔を見られるような機会が増えればうれしい。このようなお気持ちなのですね。

患者　そうなんですよ。先生、そのとおりです。

まどか　なるほど。いつでもこういうふうにいくとは思えませんけど、少なくとも医療者が患者さんに語りの主導権を譲り渡して、対話を促進することによって、今までとは随分違った流れになっていることは間違いないですね。

あい　この例を見ていて思ったのですが、医療者が発する質問は、情報収集のためというよりは、患者さんに「もっと語ってもらうための働きかけ」になっていますよね。

さつき　あ、それそれ。私もそう思った。つまり、何か診断するための情報を集めているのではなくて、医療者は「あなたの感じていることや考えていることを、私は知らないので教えてください」って言っているのよね。これって確か、「**無知の姿勢**」だって習った気がするなぁ。

斎藤 そうそう。君たちよくわかっているね。「もう少し詳しく教えていただけませんか」とか「今のお気持ちをもう少し聞かせてください」というのは、「開かれた質問」とか「促し」と呼ばれる技法だ。でも一番大事なのは、これらの技法を用いるときの医療者の姿勢で、それはまさに、さつきさんが言ったとおり「無知の姿勢」だ。これはナラティブを実践するときの最も重要な態度だと言われている。

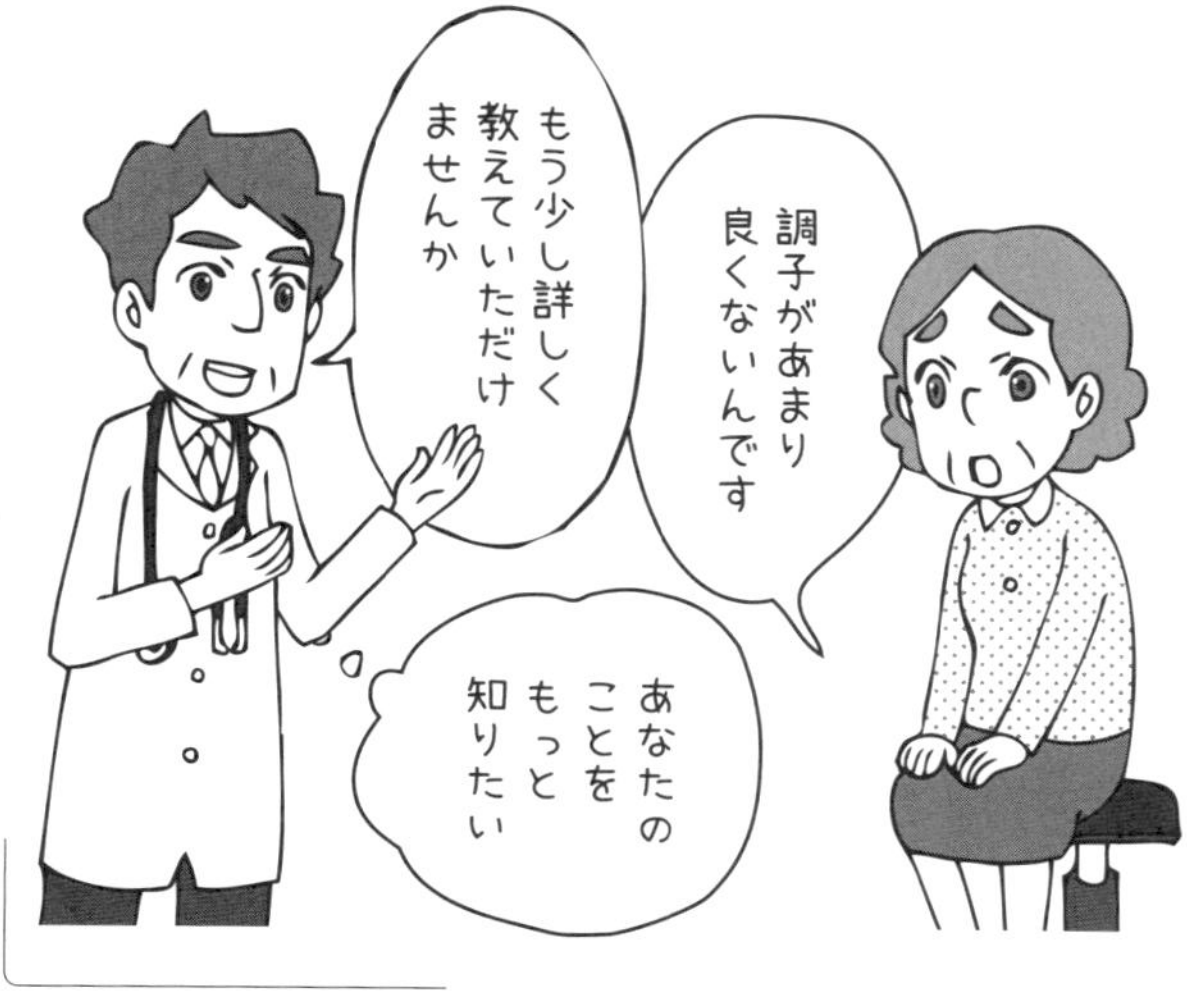
調子があまり良くないんです
もう少し詳しく教えていただけませんか
あなたのことをもっと知りたい

「無知の姿勢」：ナラティブの実践において最も重要な態度

物語には聴き手の存在が不可欠

まどか　最後に、医療者が、患者さんの言ったことを「要約」していますよね。この技法を用いることは、ナラティブの実践との関連では、どういう意味があるのでしょうか？

斎藤　いいところに気がついているね。対話の中で語るのは、患者さんだけではなく、医療者も当然語るのだけれど、互いが己の思いを一方的に語るだけであれば、それは「対話」ではない。診療における対話の中に出現する重要な語りの1つは、医療者によって語られる「患者さんの語りについての語り」だ。つまり、**「私は、あなたの語った物語をこういうふうに理解しています」という、医療者の理解を語ること**だ。

あい　なるほど。これは、**対話の中で語られた物語を、「私とあなたが共有する」**という作業なのですね。

さつき　ふーん、なるほど。このような応答や作業を通じて、患者さんは、自分自身の「病いの体験の物語」を語ることができるようになるのですね。

まどか 対話の中で物語が語られるとき、そこには「聴き手」の存在が不可欠だからなのですね。こんなふうにして、私たち医療者はその役割を担っているのですね。

斎藤 そのとおりだよ。今日は最後のほうは少しはしょった形になったけど、このくらいにして、また次回続きを勉強しましょう。

まどか・あい はい。ありがとうございました。

さつき またよろしくお願いします。

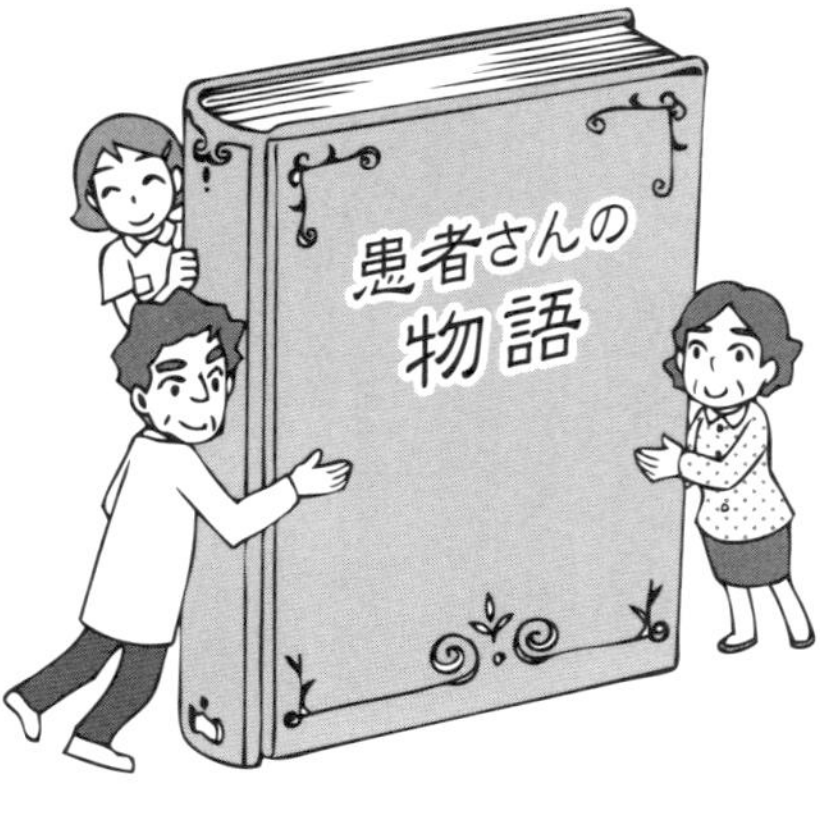

物語を共有することで対話が成立する

まとめ

- NBMの実践とは、患者と医療者が良質の対話をすること。

- 医療における対話の基本的な姿勢として最も重要なポイントは、話題の選択の主導権を患者に譲り渡し、医療者は相手の話題にぴったりとついていく姿勢を堅持すること。

- 医療における対話では、患者の語りに対して、医療者が「私はあなたの語った物語をこういうふうに理解しています」と自分の理解を語ることによって、「私とあなたが物語を共有する」という作業が成立する。

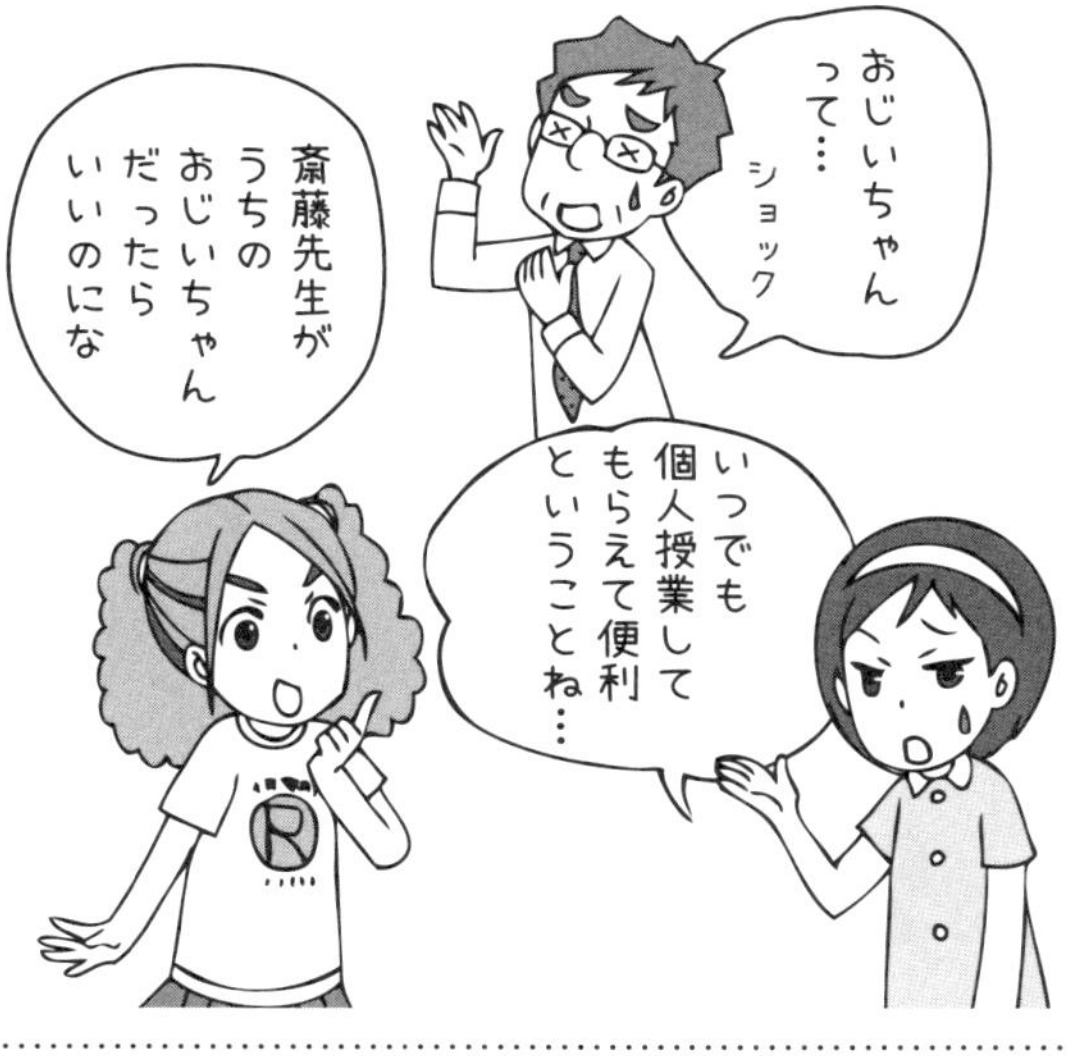

斎藤先生がうちのおじいちゃんだったらいいのにな
いつでも個人授業してもらえて便利ということね…
おじいちゃんって…
ショック

Chapter

7

NBMって、「効く」の?

まどか こんにちは、先生。今日も、あいとさつきと三人でうかがいました。

さつき こんにちは。前回のお話はとっても役に立ちました。

あい 今日もよろしくお願いします。

斎藤 やあ、こんにちは。いらっしゃい。それじゃあ、今日は何から始めましょうか。

NBMの効果って、どうやって評価するの？

あい 実は、先生、私ちょっとおうかがいしたいことがあるんです。

まどか あい、早速今日の話題提供ね。

あい あの、私、前回の「NBMは良質の対話である」ってお話、とても納得がいったんです。それで、その後に学科の先生とその話をしていたら、その先生にちょっと反論されちゃって、うまく答えられなかったんです。

まどか　そんなことがあったの。知らなかった。

さつき　どんなことがあったの?

あい　うん。その先生はね、「確かに対話は大事だけれど、話を聞いているだけでは患者さんの病気は良くならないわ。NBMとか良質の対話とか言うけれど、その効果はどうやって評価するの?」って仰ったの。

さつき　えー。その先生、もしかして話の全体がわかってないんじゃないの?

あい　うん、私も一瞬そう思ったの。**NBMがめざしているのは、単なる治療効果とかそういうことではなくて、患者さんと良好な関係を作りながら、その患者さんに寄り添っていくこと**でしょう。でも、正面から「NBMの効果はどうやって評価するの?」って言われると、正直どう答えていいかわからなかったのよ。

さつき　うーん、これは難しい問題よね。私も「NBMの効果は実証できるのか」という問いの立て方は、そもそもNBMの世界観と合わないような気がする。でも、それを説明して納得してもらうことは、とても難しいと思うな。

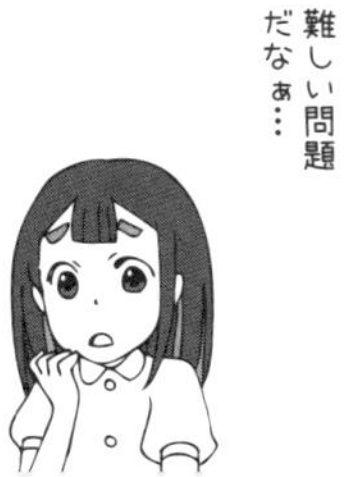

まどか　なるほど。あいとさつきが言うこともよくわかるけど、私はこの問題はそんなに難しくないと思うわ。

あい　え、まどか、それどういうこと？

エビデンスとナラティブを同列に論ずることはできない

まどか　少し長くなるけど、私なりに説明してみるわね。私の卒論のテーマは「ナラティブとエビデンス」だってこと、前にも言ったわよね。いろいろ調べてみてわかったのは、ナラティブとエビデンスって、全く対立するものではないけれども、だからといって同じ考え方が当てはまるというわけでもない、ってことなの。大切なのは、「ナラティブとエビデンスは、どういう関係になっているのか」ということだと思う。

あい　ふーん、そうなの。そう言えば私の卒論のテーマの「緩和ケア」の領域

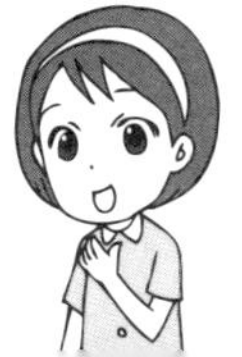
ナラティブと
エビデンスの関係を
考えてみましょう

でも、『ナラエビ緩和ケア学事始め』[9]なんていう変わった名前の論文があるらしいのよね。そこにも同じようなことが書いてあるのかなぁ？

斎藤 えっへん。ごほんごほん。

あい あれ、先生お風邪ですか

まどか 『ナラエビ緩和ケア学事始め』の論文の著者は斎藤先生よ。まさか、とぼけているんじゃないでしょう？

あい えー、そうだったの！ ちっとも知らなかった。確かに、そんな変わった論文を書くのは斎藤先生くらいでしょうけど

まどか まあ、あいがそう思うのも無理ないわね。

さつき 私も同感！

斎藤 なんか、話がへんな方向へ行ってしまっているけど、今議論していることは大切なことだと思うよ。まどかさん、あなたが考えていることをもう少し話してくれますか。

まどか はい。つまり簡単に言うと、**エビデンスとナラティブは、それぞれ拠っ**

て立つ世界観が異なっているので、一律に論ずることはできないということです。例えば、今話題になっている「NBMの効果」は、エビデンスの世界観という土俵の上でNBMについて語っているということなんですよね。

さつき　うーん。私、エビデンスとEBMについて十分に勉強してないから、ちょっと難しく感じるなぁ。

あい　私はまどかと一緒に何回か前に勉強したから、それに当てはめて考えてみるね。えーっと、つまり、EBMの考え方だと、NBMも医療における1つの治療的介入だと考えるわけよね。そうすると、ある患者さんの集団にNBMという介入をすると、それをしないか、あるいは別の介入をした場合に比べて、どのくらい効果があるか、というふうに考えればいいのかなぁ。

まどか　そうそう。つまりPECO[注19]にそって考えると、そうなるわ。

あい　でもこの場合、「何をもって効果とみなすか」ということが大切だと思うなぁ。

さつき　普通に考えると、NBMの効果というのは、「良い関係が形成される」

注19　32ページ参照。

「患者さんの満足度が上がる」「医療上のトラブルが減少する」といったところじゃないかしら?

まどか そういうことになるわよね。エビデンスの観点から言うと、こういった効果が得られるかどうかについての研究は、RCTなどの臨床疫学的な研究法で行われる必要があるということになると思う。でも、ナラティブの観点から言えば、必ずしもそれは量的な研究で行われる必要はなくて、むしろ詳細な質的研究や記述的な研究にも価値があるとみなされる、ということになるんじゃないのかしら。でも、この辺はまだまだ議論が必要ね。

さつき なるほど。EBMの観点からNBMを見ると、「NBMの効果」を主張するためには、RCTなどの臨床疫学的な研究が必要ということになるのね。

あい その観点からすると、NBMの効果って、実証されていると言えるの?

まどか EBMの考え方でNBMの効果を吟味する場合、いくつかの条件があると思うわ。例えば、NBMという介入を行う患者さんの範囲が明確に定められていること、NBMという介入法が、明示的にマニュアル化されていること、

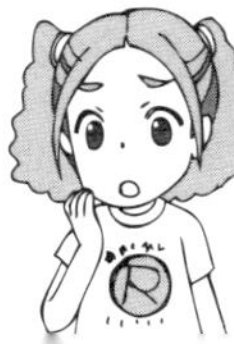

などかしら。

あい　要するに、ＮＢＭという介入は、誰でも、どこでも、いつでもできるものでなければいけないということ？

さつき　えーっ！　それって、ちょっと無理筋じゃないの？　だって、ＮＢＭの特徴は、個別性の重視、多様性の重視、それと文脈依存性でしょう。どれ１つとっても、その条件には当てはまらないよ。

まどか　そのとおり。ＮＢＭは基本的に、個別の関係性を基盤として意味を創り出す活動なので、こういった研究に乗せることが理論的に難しいのよ。ＥＢＭのような伝統的な効果研究の前提では、治療者とその研究の対象となる患者さんとの間に、特定の個別関係があってはいけないということになっているの。さっきあいが言った、「誰でも、どこでも、いつでも」の原則よね。そもそも治療関係とは個別のものであって、「誰でも同じ」ということはあり得ないわ。

さつき　それに、そもそもＮＢＭって、二重盲検化[注20]できないしね。

まどか　そうよね。でもね、ＮＢＭをＥＢＭの効果研究という観点から扱うこ

注20　医学の試験・研究で、実施している薬や治療法などの性質を、医師（観察者）からも患者からも不明にして行う方法。プラセボ効果や観察者バイアスの影響を防ぐ意味がある。

とは全くできないというわけではないみたいよ。現実に、厳密性には多少欠けるとはいえ、NBMやそれと共通性のあるいくつかの具体的なアプローチが、医療の特定の場面で有効性があるかどうかの研究は行われているし、それらの結果はおおむね、良好な医療者・患者関係の構築や、患者や医療者の満足度を向上させることに有効である、ということを支持しているの。でも、NBMが特定の病気の予後や健康指標そのものに良い影響を与えるかどうかについては、直接的な実証はとても難しいかもしれないわね。

あい それは納得できるな。そのあたりが、EBMの世界観を前提としてNBMの効果を証明しようとするときの限界なのかもね。

斎藤 …ほとんど僕の出る幕がないなぁ。このあたりの議論は専門家の間でも十分な結論が出ていないところなのだが、君たちの今までの会話は、大切なポイントをよく押さえていると思うね。

そこで、僕からの提案なんだが、EBM的な効果研究という方法にこだわらずに、NBMや良質な対話の医療における効果ということを考えてみるとどう

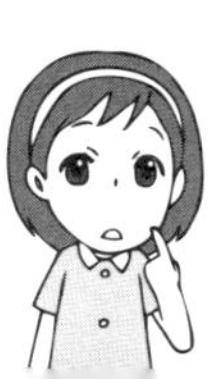

なるか、少し例をあげて説明してみたいのだけど、どうだろう？

まどか・あい・さつき　わあ、ぜひお願いします。

心身相関的悪循環は、なぜ起こるの？

斎藤　それじゃ、唐突だけれど、ここでは「原因がはっきりしない身体の不調が長期間続くような状況」について考えてみたいと思う。

あい　えっ、そんな状態ってあるんですか？

まどか　うーん。病院にいらっしゃる患者さんのほとんどは、なんらかの原因があって病気になり、苦しんでいる人だと一般には考えられていますよね…。

さつき　…でも私は、そういう患者さんってとても多いと思うなぁ。どこの病院に行っても原因がはっきりしないって人のお話、よく聞くよね。でもそういう人って、医学的にはどう呼んだらいいか、わからないのよね。

まどか　そう言われてみればそうね。私の親戚や知り合いからも、よく聞く話

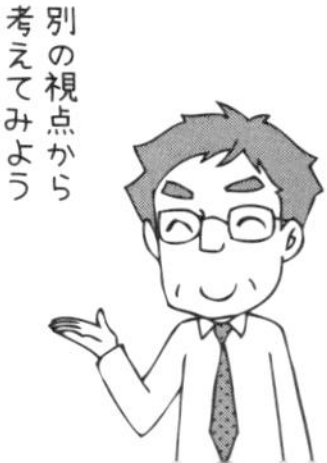

かも。でも、病気の名前さえ付けられていないということだと、それをEBMで扱うのはとても難しいですよね。

斎藤 ところが、そうでもないんだ。EBMというのは、病気のメカニズムを証明するということにはあまりこだわらないので、例えば「不定愁訴症候群」「身体表現性障害」などという名前を適当に作って、その診断基準さえ合意を得ておけば、そこから統計学的な研究をすることは可能なんだよ。でもそういったカテゴリーに分類される患者さんへの有効な治療というのは、ほとんど確立されていない。現場でも非常に苦労しているというのが現状だ。そこで、治療法について実証的な研究をするというよりは、患者さんの語りに真摯に耳を傾けながら、有効な対話をしていくとどうなるか、ということになる。これから話そうとするのはその1つの例だ。

まどか 原因がはっきりしない身体の不調が長期間続くような状況って、誰にとっても苦しいですよね。でもそういう状態をどのように理解し、どのように対応すればいいかなんて、今まで学校でも習ったことはありません。

斎藤　そうなんだよ。このような状態は、とてもありふれているのだが、何しろ名前さえはっきりしていないわけだから、その病態なんてわかるわけがない、と普通は考える。教科書にもそのあたりのことはほとんど書かれていないね。

さつき　そういう人の気持ち、とてもよくわかります。私、昔からおなかが弱くて、何かあるとすぐにおなかが痛くなったり、ひどい下痢をしたりするんです。特に大学受験の頃はひどくて、我慢できずに近くのお医者さんに行って診てもらったんですけど、「検査ではどこも悪いところはないよ」とか、「受験のストレスのせいだろう」などと言われるばかりで、ちっともまともに取り合ってもらえなかったんです。そのときはとてもつらかったです。

あい　そうだったの。それはたいへんだったね。

さつき　そうなの。でも幸い受験が終わってからはそれなりに良くなって、今も時々はおなかが痛むけれど、それなりにやれているよ。

まどか　ふーん。さつきには失礼かもしれないけど、そうやってそれなりにやれている人と、ずっと苦しんで病院で治療している人とでは、どこが違うのかしら？

斎藤　そのあたりのことを、考えていこうというわけだ。今日は、僕が「**心身相関的悪循環**」と呼んでいる仮説にそって、説明していこうと思う。

あい　「心身相関的悪循環」ですか。おもしろそうですね。

斎藤　じゃ、始めるよ。一般に身体の具合が悪いときは、誰だってあまりおもしろいわけはないから、気分が落ち込んだり、イライラしたり、不安になったりする。これは人間であればむしろ当然のことだ。

さつき　そうです。そのとおりです。私も調子が悪いときには、まさにそうなっていました。

まどか　あ、それ、私もわかります。

斎藤　このような「落ち込み」「イライラ」「不安」などを総称して、とりあえず「**不快な気分**」と呼ぶことにしよう。つまり、身体の調子が悪いときは、不

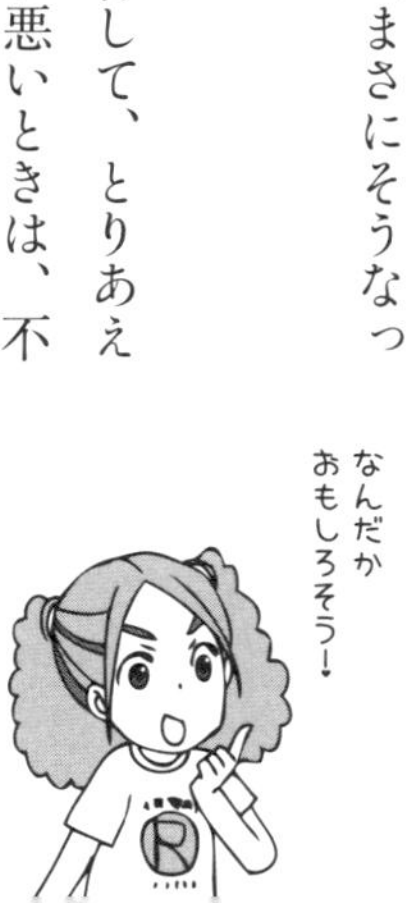

快な気分も強くなるということだ。ところで問題は、この**「不快な気分」は、身体にも影響を与える**ということなんだ。このことは経験的には多くの人が納得すると思う。

あい　なるほど。でもそれって、科学的には証明されているのでしょうか？

斎藤　もちろん科学的にすべてが解明されているわけではないが、最近の研究ではかなりのことがわかっている。ここから先は、おなかの調子が時々悪くなって生活に差し支えが出てしまう病態として、「過敏性腸症候群」を例にあげて説明しよう。

さつき　なんか、私のことを言われているみたいでちょっと恥ずかしいのですが、とっても興味あります。

斎藤　例えば「過敏性腸症候群」と呼ばれる人の場合に問題になるメカニズムは、大雑把に言うと2つある。1つは、胃や腸などの消化器内臓の働きに「不快な気分」が影響を与える。一般に「不快な気分」があるときには、消化管の運動や分泌などの働きが活発になり過ぎることがわかっている。

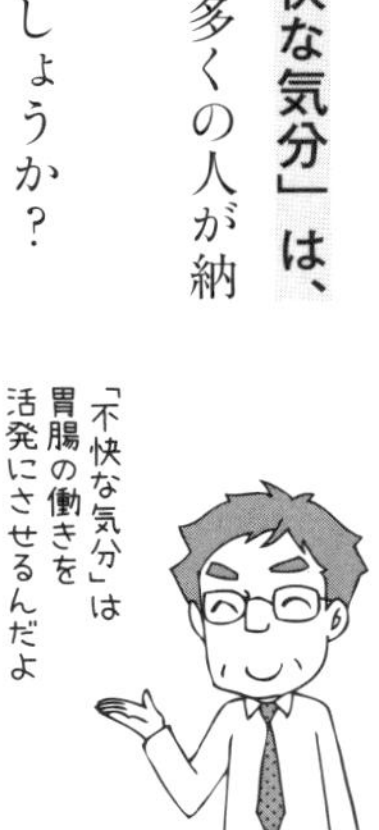
「不快な気分」は
胃腸の働きを
活発にさせるんだよ

さつき えっ、働きが悪くなるのではなくて、活発になるのですか?

斎藤 そう。その場合、ちょっとした刺激に対して胃腸が強く反応して痙攣したり、腸からの分泌が増えたりするので、痛みを伴った下痢などが起こりやすくなる。また腸の働きには、食べ物の水分を吸収して便を固くする作用があるので、腸の働きが強くなり過ぎると、むしろ便秘になることもある。

さつき なるほど。だから便秘になったり、下痢になったりするのですね。

斎藤 もう1つ重要な機序があって、「不快な気分」は内臓の知覚閾値を低下させるということがわかっている。要するに、痛みに対する感度が上がって敏感になる。つまり、1の痛みが2にも3にも増幅される。このときに感じられる痛みは「本当に」痛いのであって、決して「幻」でも「気のせい」でもない。

さつき そう言ってもらえると、とても気持ちが楽になります。具合が悪かったときに一番つらかったのは、「痛いって言うけど、気のせいなんじゃないの」って言われることでしたから。

まどか うーん。なぐさめるつもりで、「たいしたことないよ」みたいに言う

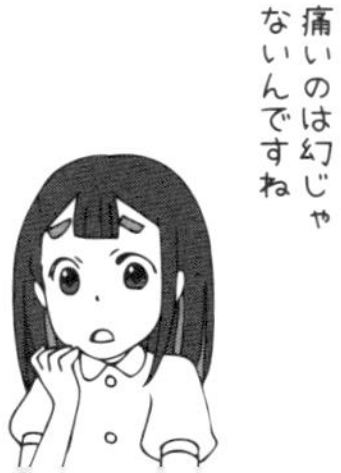

ことがありますよね。気をつけなくっちゃ。

あい　でも、「知覚閾値の変化」を自覚するのって、難しいですよね。

斎藤　そうそう、そこは盲点になりやすい。人間のものの感じ方は刻々と変化しているが、当人にはわかりにくい。知覚閾値が上がれば痛みは軽くなり、閾値が下がれば痛みは強くなる。しかし、一般には「自分の知覚閾値が変化した」とは考えずに、「痛みの原因が変化した」と解釈してしまうんだ。

まどか　そうなのですね。

斎藤　このようにして「不快な気分」は、一方では内臓の働きを変化させて症状を誘発し、もう一方では知覚閾値を変化させて症状を増幅する。「腹痛」があると「不快な気分」が生じ、「不快な気分」は「腹痛」を増強させる。増強した腹痛はさらに「不快な気分」を増強させるので、ますます「痛み」が強くなる。

さつき　私、わかります。それが私に起こっていたことです。悪循環にはまっているときは、もう何が原因かわからなくなってしまうんです。

斎藤　そう。一般にわれわれは、「病気というものは何かの原因があって起こり、原因を取り除けば治る」と単純に信じているが、このような病態には、単一の原因はない。だから、原因を探すことで治療しようとしても、混乱するばかりとなる。

あい　うーん。私たちが学校で習っている考え方とはだいぶ違いますね。

斎藤　このような考え方は、「**システム論的な考え方**」と呼ばれている。原因不明で、慢性に続くような病状は、単一の原因では説明できないことが多い。そのような病態に、このような考え方を当てはめてみると、対応策を考えるときのヒントになることが多いと僕は思うね。

まどか　なるほど。悪循環が状況を悪くしている

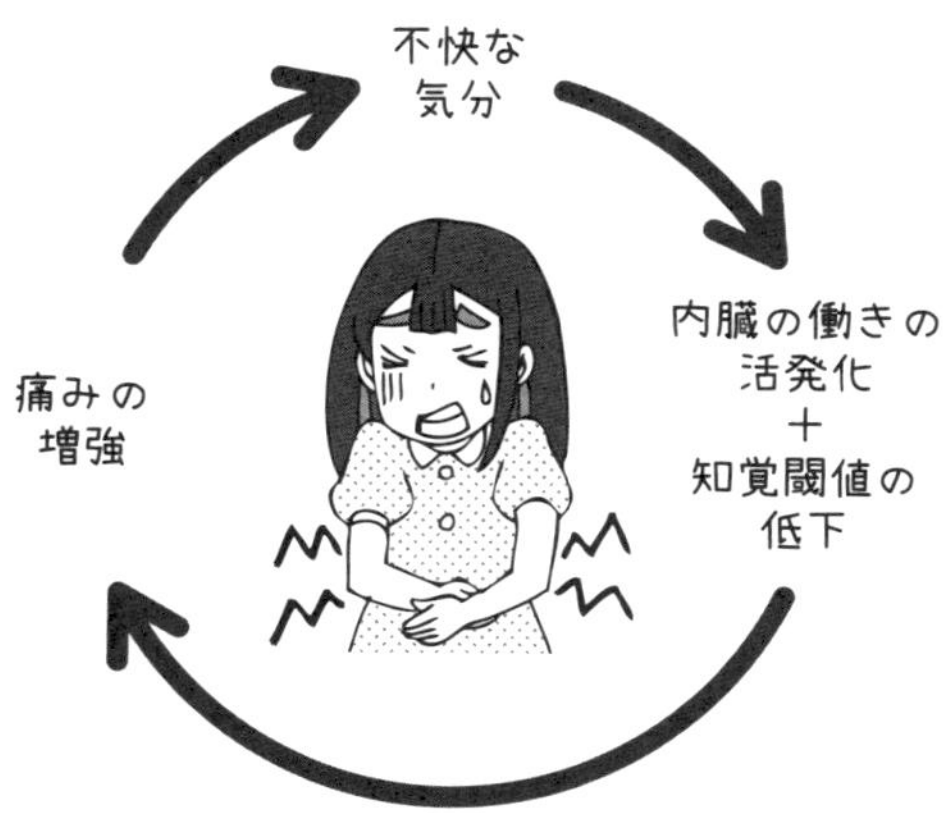

心身相関的悪循環のメカニズム

というのはわかるのですが、原因がないのであれば、治療はどのように考えればよいのでしょうか？

斎藤　**システム論の考え方では、**単一の原因／結果という考え方をしないから、唯一の正しい治療があるとは考えない。**病態がどんどん悪くなったり、なかなか治らなかったりするのは、悪循環があるためだと考えるので、悪循環を断ち切るか、少なくとも悪循環を後押ししない方法であれば、なんでも役に立つ**と考えるんだよ。

まどか　つまり、有効な治療法は複数あり得るということですね。

斎藤　そのとおりだ。しかし**最も大切なことは、悪循環を積極的に断ち切ることよりも、悪循環を後押しすることをやめること**だ。

さつき　え、それってどういうことですか？

斎藤　そのために、どのように考えればよいかについては、ちょっとひと休みしてから、先に進むことにしようか　あー疲れた。

相手の不快な感情を刺激するコミュニケーション

まどか　では、斎藤先生、お話の続きをお願いします。
さつき　続きとしてお聞かせいただけるのは、「心身相関的悪循環を解消する方法」ですよね?
斎藤　いや。期待を裏切るようで申し訳ないのだが、これから話すのは、「ライバルを心身症にする方法」だ。
さつき　え、えー。なんですか、それは?
あい　ラ・ライバルって?『ガラスの仮面』[注21]の北島マヤと姫川亜弓とか?
まどか　ちょっとー、何言ってんの?
斎藤　まあ、まあ。誤解しないでほしいのだが、われわれ**医療者は知らず知らずのうちに、コミュニケーションにおいて、患者さんを追い込むようなことをしていることがある。それに気づくためには、「相手の不快な感情を刺激する」**

注21　美内すずえ作の少女漫画。貧しい家庭で育った平凡な少女・北島マヤが、眠れる芝居の才能を開花させ、成長していく過程を描いた作品。一九七五年に漫画雑誌『花とゆめ』で連載を開始し、二〇一四年八月現在、まだ完結していない。姫川亜弓は、美貌と才能と卓越した演技力をもつ芸能界のサラブレッドで、マヤのよきライバル。

ようなコミュニケーションを知っておく必要がある。それがわかれば、不適切なコミュニケーションを避けることができるんだよ。

そこでまず、小説や漫画作品の主人公になったつもりで、あなたが密かに陥れたいと思っているライバルが、「最近おなかが痛いの！　どうしたらいい？」といって相談に来た場面を想像してみてくれるかな。

さつき　わかりました。想像してみます。…「あなた、病院へ行ったほうがいいわよ。代わりは私がやっておくから…」って言えばいいんですかね？

あい　何よ、それ。それじゃ、そのまんまじゃない！　やっぱりそこは、「マヤ、ここはあなたのような人にふさわしい場所じゃなかったのよ。残念ね。わたくし、姫川亜弓にまかせなさい」でしょ。

まどか　もー、あなたたち、いい加減にしてよ！　斎藤先生、話を戻してくださーい。

斎藤　わかったわかった。それでは、「ライバルを心身症にする方法」の1番目だよ。それは「**訴えの過小評価**」だ。英語では「discount（値引き）する」

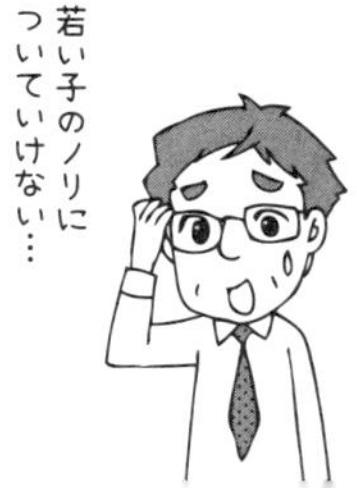

などとも言う。例えば、

「そんなに痛いはずないよ」

「それって、おおげさなんじゃない?」

などという言い方もそうだね。

さつき 私、それとってもよくわかります。当人の感じている「苦しみ」って、言葉を換えればその人の存在そのものなんですよね。それを過小評価されたら、全人格が否定されたように感じても無理はないと思います。自分の苦しさが伝わっていないと感じられて、「本当にどうしようもない」という気持ちになるんです。

あい なるほど。だから「不快な気分」が増強して、悪循環が進展しちゃうのね。

斎藤 「ライバルを心身症にする方法」の2番目は「**突き放し**」だ。例えば、

「単なる気のせいだよ」

「ストレスのせいだからどうしようもないよ」

といった言い方だね。さらに
「誰だってそれくらい我慢しているのよ」

「それって単なるなまけじゃない」

とかは、訴えを過小評価しつつ、突き放している例だ。

まどか　確かにこれはきついですね。再起不能という感じになります。

斎藤　「ライバルを心身症にする方法」の3番目は、「**不安を煽る**」という方法だ。例えば、

「それって、ほっといていいの? 手遅れになったらたいへんだよ」

といった表現が一番典型的だろう。不安は「不快な気分」の代表的なものだから、不安が高まると症状は当然強くなる。

まどか　でも、「不安を煽る」という問題はなかなか難しいですね。現実に、重大な病気が隠れている可能性もゼロではないですものね。

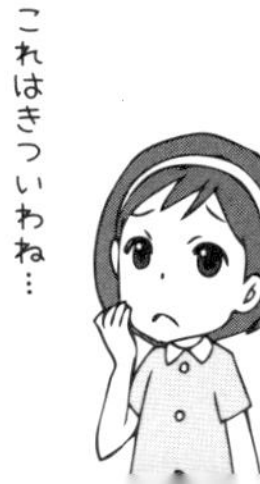

あい そうね。「早めに専門家に相談してください」なんていう表現は、よく聞くものね。

さつき でも確かに、「悪い病気が隠れているかも…」と言われて不安にならない人はいないよね。うーん、そう考えるととっても難しいなぁ。

斎藤 「不安を煽る」という方法に、さらに追い打ちをかけるやり方がある。これは専門家がよく使う手で、「**悲観的な説明をする**」という方法だ。これが「ライバルを心身症にする方法」の4番目だ。例えば、

「この病気は一生治りません」

「不摂生するとますます悪くなります」

とかいうことだね。

まどか 糖尿病と診断されたばかりの患者さんに、「将来足を切断したり、失明することになります」などと説明するのも、それに入るのかしら？

さつき それって、患者さんにとってはホラーストーリーじゃない？ たとえそれが事実であっても、唐突に悲観的な説明をされると、たまらないよね。

あい　私もそう思います。ましてや、斎藤先生のお話によると、多くの心身相関的な病態は生命には別状がないのだから、「悲観的な説明」自体がそもそも正しい説明ではないのですよね。

斎藤　そうそう、そのとおり。君たちはのみ込みが早いね　時間もないので次に行こう。「ライバルを心身症にする方法」の5番目は、「**生活の過剰な制限**」だ。例えば、

「あれを食べるな」
「無理をするな」

などと必要のない生活制限を加えられると、ただでも気分が滅入っているのに、ますます気晴らしをするチャンスさえなくなってしまう。

まどか　確かに、ますます弱気になってしまいそうですね。

斎藤　そうそう。通常、心身相関的な病態の場合、不快な気分を増強させるものでなければ、何をしても特に状況を悪くすることはない。しかし、医療者は「あれもダメ、これもダメ」と言って、具合が良くないときにますます生活を

制限することが多い。でも、その多くは根拠のないことなんだ。

あい　なるほど。でもびっくりしたなぁ。「ライバルを心身症にする方法」って、たくさんあるのですね。

まどか　私もびっくりしました。それにしても、斎藤先生はよく次から次へと思いつきますね

斎藤　まだまだこんなものじゃ済まないよ。「ライバルを心身症にする方法」には、さらにとっておきの方法があるんだ。

まどか　えー、そうなのですか。もうあらかた出尽くしたんじゃないのでしょうか。

あい　そうですね。私も、もう思いつきません。

さつき　先生、ギブアップです。もったいぶらないで教えてください!

斎藤　それでは、「ライバルを心身症にする方法」の6番目で、おそらく極め

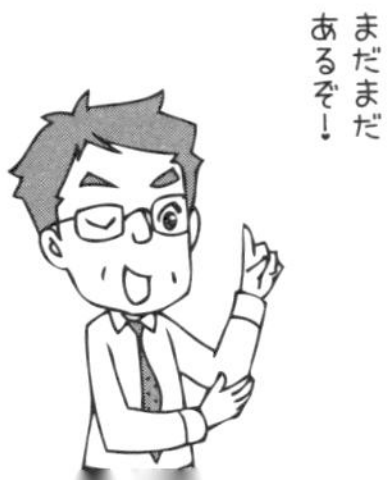

つきの方法について説明しよう。その前にもう一度確認だけど、この話をしている目的はあくまでも、「相手の〝不快な気分〟を誘発するようなコミュニケーション」を意識化することで、心身相関的悪循環を後押しすることを防止することに役立てるということなので、くれぐれも勘違いしないようにね。

まどか・あい・さつき　はい。それはわかっています。

斎藤　それでは、説明するよ。それは「**実行不可能なアドバイスをする**」ということだ。一見簡単に実行できそうなのに、やってみようとすると絶対にできないし、アドバイスされた当人も、実行不可能だということに気がつかないようなアドバイスだ。されたほうは訳がわからないまま混乱状態になって、結果的に状況は際限なく悪化する。

あい　えー。なんだか怖いですね　そんなアドバイスってあるんですか?

さつき　私も想像つかないなぁ。

まどか　またまたギブアップです。先生教えてください。

斎藤　一番わかりやすい例をあげよう。もしあなたのライバルが、「おなかがしょっちゅう痛くなるの。どうしたらいいかな？」
とアドバイスを求めてきたら、

「気にしないほうがいいよ」

とアドバイスするんだ。

「気にしてはダメだよ」

「気にすると余計悪くなるよ」

などの表現を用いれば、効果はより大きくなる。

あい　えー。それって、ダメなんですか？　私、誰かに相談されたら、しょっちゅう「気にしなくていいんじゃないの」って言っていますよ。

さつき　そうだね。私も「気にするな」って、親からも病院の先生からも言われたなぁ。

まどか　うーん。確かに私も、「気になっているときに〝気にするな〟と言われてもなぁ…」と思

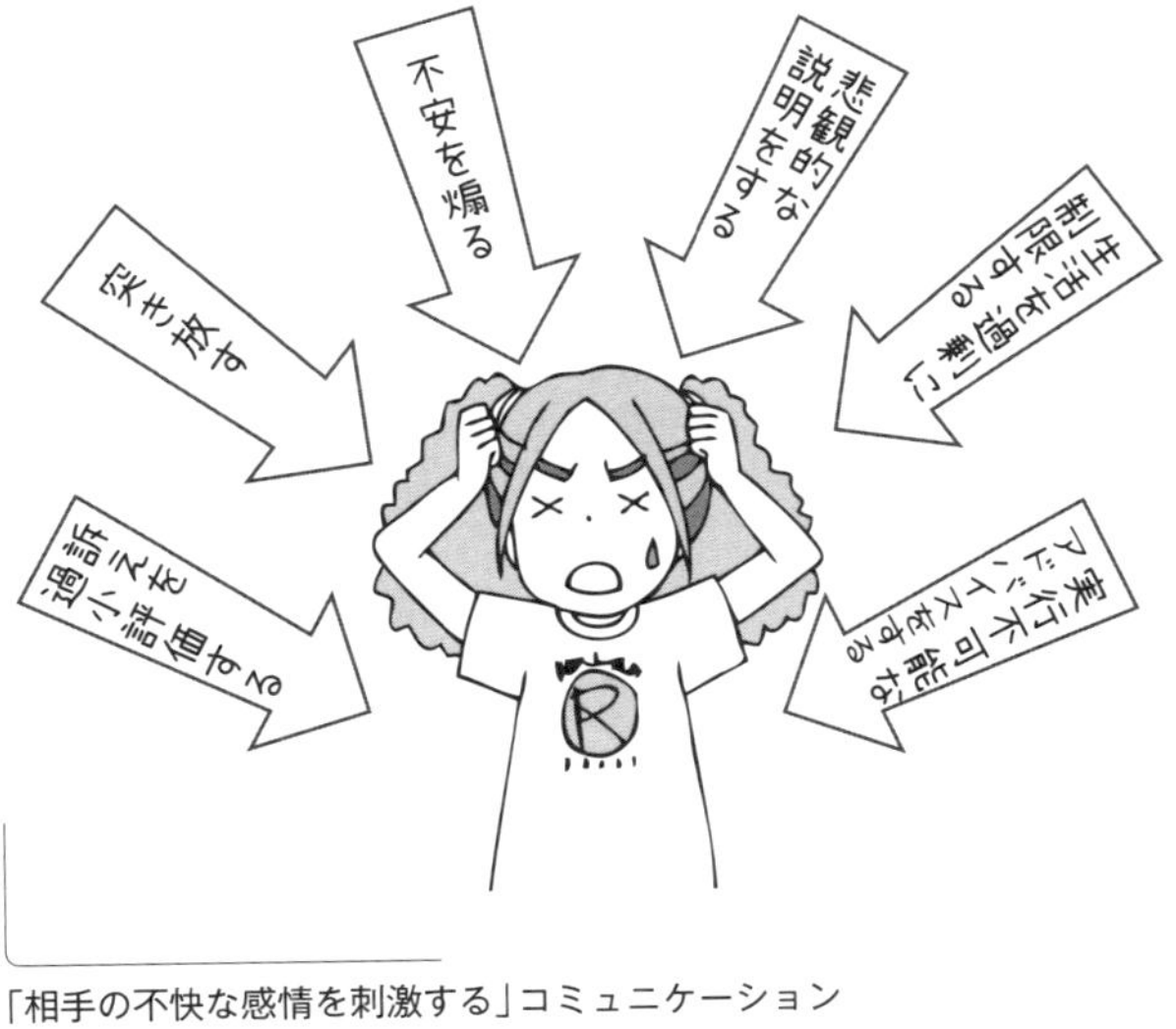
不安を煽る
悲観的な説明をする
生活を過剰に制限する
突き放す
訴えを過小評価する
実行不可能なアドバイスをする

「相手の不快な感情を刺激する」コミュニケーション

ったことはありますね。でも、どうして「気にするな」が実行不可能なのですか？

斎藤　それはね、「気にするな」というアドバイスに対して、もし真に受けて「気にしないこと」を実行しようとすると、たいへんなことになるからだ。人間というものは、何かを意識的に努力して「気にする」ことはできるが、努力して「気にしない」ことはできないように作られているらしい。痛みなどの症状や、イライラの対象などは、「気になる」のであって、「気にしている」のではない。もし、意識的に「気にしないように」しようとすれば、ほとんどの場合、そこに注意が集中するので、「ますます気になってしまう」という悪循環になる。

さつき　あ、そうか！　なるほど。苦しいときに「気にするな」と言われると、なんか腹が立つ感じがしていたのは、そのせいだったんだ。

斎藤　そうそう。不当なアドバイスに対して腹を立てることができる人は、まだいい。多くのまじめな人は「気にしないようにしなければいけないのに、どうしても気にしてしまう。私はなんてダメなんだろう」と思い込んで、ますま

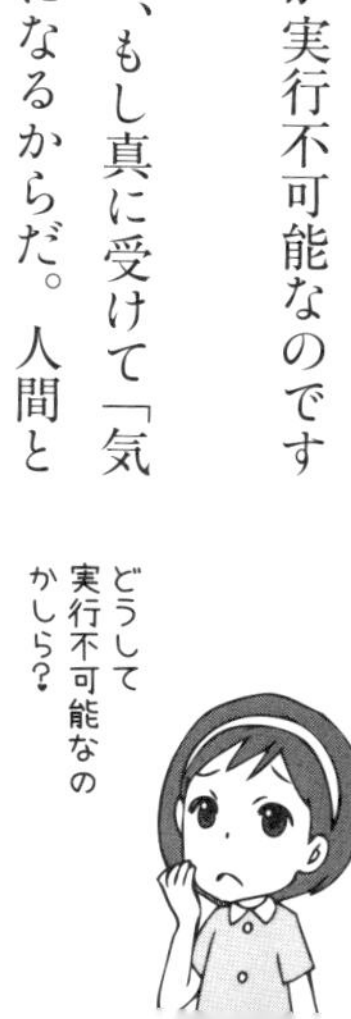

す不快な気分になる。このように、「気にするな」というアドバイスは実行不可能なんだよ。

まどか うーん。言われてみればそのとおりかもしれませんが、ちょっと普通は思いつきませんね。

斎藤 同じように実行不可能なアドバイスの例を、いくつかあげておこう。例えば、

「もっとリラックスしなさい」

「気持ちを明るくもちなさい」

「病気を受け入れなさい」

などだ。これらをまじめになんとかしようとすると、例外なく「出口なし」の状況に追い込まれる。

あい ひえぇぇ…そんなぁー。これってみんな、医療現場ではしょっちゅう使われている言葉ですよ!

さつき 私、なんとなくわかった気がする。これらの言葉は、「自分からそう

しよう」と思えるときは、とても役に立つし、効果もある言葉だと思うんです。でも、同じことを他人から言われると、効果は正反対になるような気がします。「そうか、今の自分じゃダメなんだ。でも、変えようと思ってもできっこない」という気分になるんです。

斎藤　そうそうそのとおり。これらの言葉は、すべて、相手に言われたとたんに、どちらを選んでも負けになってしまうということなんだ。こういうのをダブル・バインド（二重拘束）[注22]なんて言ったりするんだけどね。

まどか　…ダブル・バインドですか。なるほど、だから身動きできなくなってしまうのですね。

★

斎藤　最後に、極めつけの「実行不可能なアドバイス」の例をあげておこう。それはね、「自発的に努力しなさい」とか、「自分の力でなんとかしなさい」というアドバイスだ。

注22　136ページ参照。

さつき　…えー！　私、生まれてからずっと、そう言われ続けてきましたよ。それって実行不可能なんですか?

あい　私もそうです。特に学校では、「自発的に勉強しなさい」というのは、先生の口癖みたいなものでしたね。廊下に標語が貼ってあったりしましたもの。それにそもそも、今回こちらにおじゃまするきっかけになった卒業研究もそうです。指導の先生にはいつも、「あなたはもう大学生なんだから、自発的に勉強しなければダメよ」って言われています。でも確かに、そう言われるたびに、苦しくなりましたね。

まどか　私、わかる気がします。「自発的に努力しなさい」と言われたとたんに、絶対それはでき

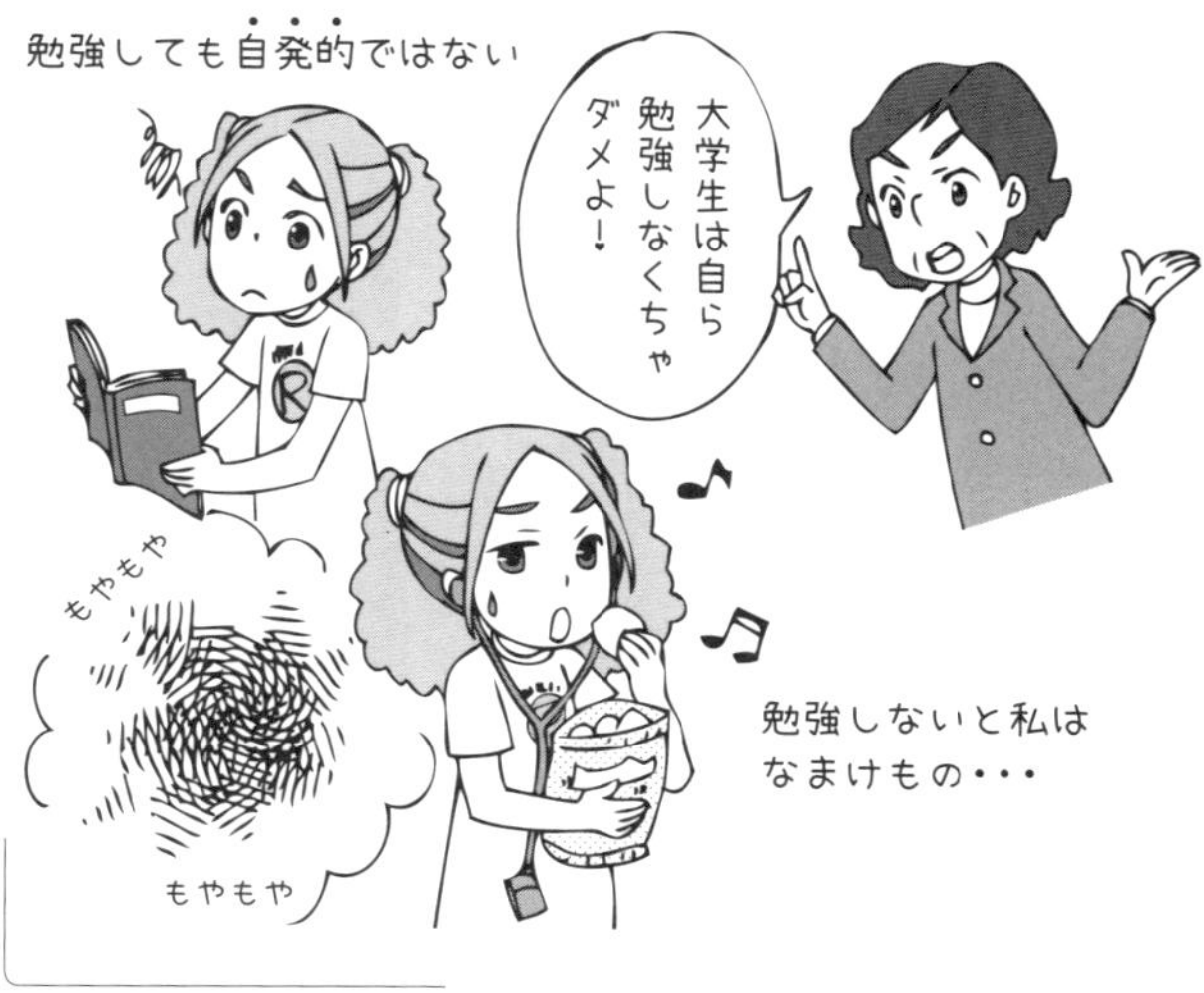
勉強しても自発的ではない
大学生は自ら勉強しなくちゃダメよ！
もやもや
もやもや
勉強しないと私はなまけもの・・・

「実行不可能なアドバイス」：どちらを選んでも負けたことに…？

なくなってしまうんです。もし努力しなかったら、もちろんアドバイスは実行できなかったということですよね。でも努力したとしても、それは他人から言われてしたのだから「自発的努力」ではないということになります。どちらにしても、このアドバイスは実行できないんです。

さつき　あー、なるほど。そうか、わかった！　私、ずっとだまされていたんですね。なるほど、「自発的に努力しなさい」と言われるたびに感じていた苦しさの正体は、ダブル・バインドだったのね。

あい　なるほど、からくりがわかったような気がします。でも、私、ほかの人にも同じことを言っていたんじゃないかな。うーん、知らないうちにライバルを心身症に追い込むようなことをしていたのかなぁ…反省しなくっちゃ。

まどか　私も、同感です。これからは、他人や自分に「突き放し」や「実行不可能なアドバイス」をしないように気をつけたいと思います。

ところで先生、それでは心身相関的悪循環を解消するには、どうすればよいのですか？

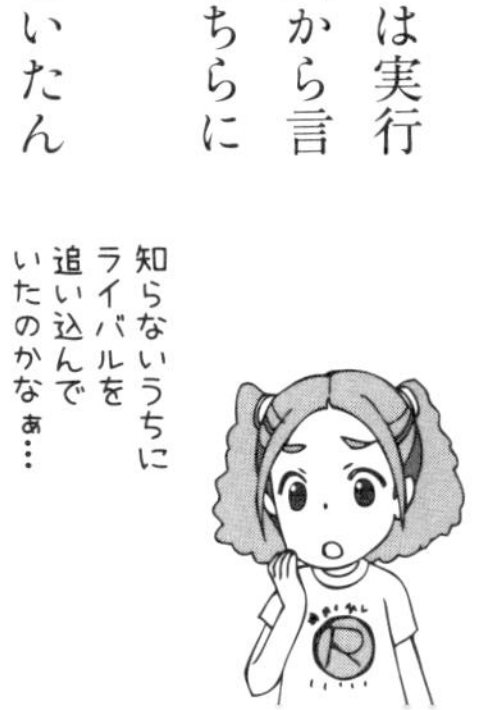
知らないうちに
ライバルを
追い込んで
いたのかなぁ…

斎藤 おそらくそれは、簡単な場合もあるし、そうでない場合もあるだろうね。原則としては、今まで考察したことの反対をすればよいということになる。まとめて言うと、**「相談者の気持ちに共感しながら、ていねいに傾聴する」「適切な病態の説明をする」「継続的に援助することを約束する」**といったことになるだろうね。言ってしまうと当たり前のことばかりだが、いつもこれを実行するということは、そう簡単なことではないと思うよ。

まどか 本当にそうですね。

で、「NBMには効果があるのか?」の結論は、なんなのでしょうか?

あい 今日のお話はたいへんおもしろかったのですが、「NBMには効果があるのか?」という話題についての結論って、結局どうなるのでしょうか? 少なくとも「良質の対話には効果がある」ってことを直接実証したわけではないですよね。

斎藤　そうそう、そのとおり。まさに、あいさんが最初に提起してくれた疑問、「NBMには効果があるのか？」という点にわれわれは戻ってきたわけだ。さて、この問いにどう答えたらよいと思う？

さつき　…もしかして、「効果」という言葉の意味が、EBMとNBMでは違っているってことでしょうか？

まどか　…うーん、そうね…。後半で話していたことは、原因不明のおなかの痛みで苦しんでいる一人の人、例えば以前のさつきのような人に、私たちはどう接してあげれば「効果が期待できるのか」ということよね。

さつき　私、今思ったんだけど、NBMが関心をもっていることって、「誰でも、どこでも、いつでも効果があるような治療は何か？」ではないと思うのよね。だって、もし、私がまたおなかが痛くなったとしたら、たぶんまどかやあいは、私の話を聴きながら、悪循環に落ち込むことを後押ししないように関わってくれると思うの。そして私自身も、悪循環から抜け出すコツを、前より少しはう

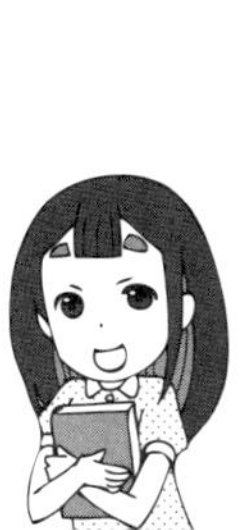
「効果」という言葉の意味が、EBMとNBMでは違っているのかなぁ

まく使えるようになっていると思う。私たちは、今日、先生からいろいろなことを教わり、自分たちの頭でも一生懸命考えて、たぶん今までよりも苦しむ他人や自分自身にもっとマシに接することができるようになった。こういう経験全体が、「良質の対話の効果」なんじゃないかな。

あい 私も賛成。確かにEBMの方法論で実証された「効果」は、一般性をもつ効果だとは思う。でもそれって、前に勉強したように、進行がんの患者さんがうつ状態になったとき、「この薬を飲めば50%の人に効果がある」というような意味での効果よね。でも、苦しんでいる私がほしいのは、この私に効果のある何かなの。たぶんそれは、斎藤先生やまどかやさつきだからできることで、誰にでもできることではないのよね。それを会得したり、ほかの人に伝えたりするためには、今日私たちが学んだような「〝NBMはどのように効くのか〟を理解し、共有する体験」が必要なんだと思う。NBMの文脈では、「効果」ということはそういうことなのかもね。そうは言っても、まだ全然すっきりはしていないんだけど。

斎藤　今日の結論はとても難しいところを含んでいるのだけれど、あなたたちは本当にしっかりと考えていると思うよ。せっかくだから、あいさんが指導の先生と議論するときに使える武器を2つ教えておこう。

1つは、「効果」について論ずるときに、EBMの文脈で問題になるのは主として「エフィカシー（efficacy：有効性）」なんだけど、NBMの文脈では「エフェクティブネス（effectiveness：有用性）」のほうが重要なんだ。ごく簡単に言うと、前者は「統計的に有意差があるかどうか」ということで、後者は「実際に患者さんに役に立つかどうか」ということだ。

もう1つ、「実証された」と言うためには何が必要か、という問題については、EBMの文脈だと「一般化可能性（generalizability）」が条件なのだけれど、NBMの文脈では「転移可能性（transferability）」が重要視される。これもごく簡単に言うと、前者はまさに「どこでも、いつでも、誰でも、という条件が満たされるかどうか」ということであり、後者は「この次、似た状況であなたはそれを役立てることができるかどうか」ということだ。

この違いを指導の先生に説明できれば、論破できることはほぼ確実だね。ただし、今日はもう十分にいろいろなことを伝えたから、これ以上はサービスしないよ 後は自分で調べてみてください。

あい そ、そんな…。魔法使いの呪文みたいな議論、私にできるわけないですよ でも今日は、さらに考えていくためのヒントをたくさんいただいたように思います。指導の先生にしっかり反論できるように、がんばります。

斎藤 それじゃ、今日はちょっと長くなったけれど、これくらいにしましょう。ご苦労さま。

まどか・あい はい。ありがとうございました。

さつき またよろしくお願いします。

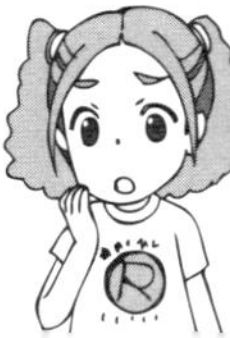

まとめ

- エビデンスとナラティブはそれぞれ拠って立つ世界観が異なるので、EBMの世界観を前提としてNBMの効果を証明するには限界がある。

- 原因不明で慢性的に続く病状を、システム論的な考え方では「心身相関的悪循環」があるためだとみなす。有効な治療法は、悪循環を断ち切ることか、悪循環を後押しすることをやめることである。

- 医療者は知らず知らずのうちに、患者を追い込むようなコミュニケーションをしていることがある。「相手の不快な感情を刺激する」ようなコミュニケーションを知ることで、不適切なコミュニケーションを避けることができる。

- 患者の心身相関的悪循環を解消するには、医療者が「相談者の気持ちに共感しながら、ていねいに傾聴する」「適切な病態の説明をする」「継続的に援助することを約束する」ことが効果的である。

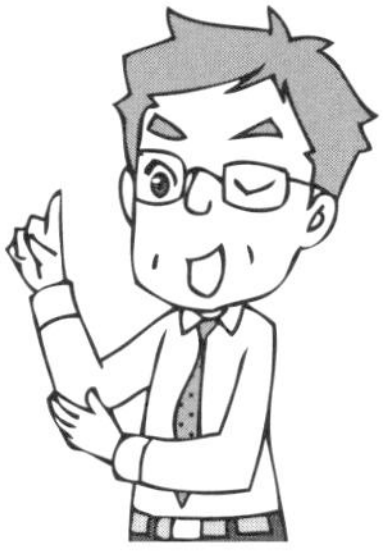

Chapter

8

物語能力を身に付けるには?

まどか　こんにちは、先生。今日も、あいとさつきと三人でうかがいました。

あい・さつき　こんにちは、先生。よろしくお願いします。

斎藤　やあ、こんにちは。それじゃ、今日は何から始めましょうか？

さつき　今日はできたら、私から始めさせていただければと思うのですが。

まどか　そうしてもらうと話が早いわね。それじゃ、さつき、お願い！

さつき　以前にもお話ししましたが、私は卒業研究で「患者さんのライフヒストリー」について調べたいと思っているのです。ライフヒストリーって、要するに患者さんの「人生のナラティブ」ですよね。それで、まどかが「医療におけるナラティブとエビデンス」について、斎藤先生にいろいろ教えていただだいているって聞いて、「これだ！」って思ったんです。

あい　患者さんの人生の物語を尊重することは、医療におけるナラティブ・アプローチにとっては、ど真ん中のことだものね。

さつき　そうね。これまで勉強してきたことで、ＮＢＭはまさに「患者さんが生きている人生の物語」をとても大切にしているということがわかったの。私が今感じていることは、これから医療者になる私たちにとって、患者さんの人生の物語を大切にしながら、それを医療の中で活かしていくことができるためには何が必要か、ってことなのよ。

斎藤　とても良い着眼点だね。それと直接関係あるかどうかわからないが、たぶん何回か前に、それについて少しだけ触れたような気がするなぁ。

さつき　はい。先生はChapter 5で次のように仰いました。

ここで大切なのは、物語をベースにして考えると、患者さんというのは、「語り手」であると同時に「主人公」であるということになり、主体としての患者さんが、自分の病いの体験をどう意味づけているかということが、医療における最重要事項になる、ということだろうね。それを知るためには、やっぱり患者さんの語りをていねいに聴く必要があって、「患者さんの体験している物語を尊重しつつ、聴き取る」という能力が医療者には必要とされるということになるね。この医療者にとって必須の能力をどう考

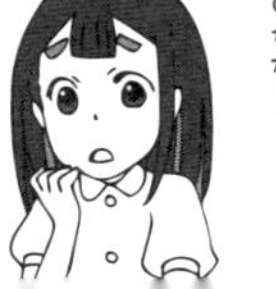
患者さんの
人生の語りを
医療に活かすには
何が必要なのかなぁ

えるかについては、また後の機会に触れることになると思う。

まどか 私も思い出しました。先生は「物語を尊重しつつ、聴き取る能力」と表現されていましたけど、それって、コロンビア大学のリタ・シャロン先生が提唱している「物語能力」にとても近いんじゃないかと思うんですが…。

さつき そうなんです。私、この「物語能力」について、もっと知りたいのです。

斎藤 これはちょうどいいね。それじゃ、例によってまどかさんから少し説明してもらってから、議論していくことにしよう。

「物語能力」って、何？

まどか はい。それじゃ、私が調べたことをお話しします。すでに何度も教えていただいたことですが、医療においてナラティブ・アプローチが注目されるようになってきたのは一九九〇年代後半からです。最初は、主として英国のトリシャ・グリーンハル先生らを中心とするグループによって、ナラティブ・ベイスト・メディスン（NBM）として提唱され、二〇〇〇年代に入って日本でも注目されるようになってきました。

あい　日本への導入には、斎藤先生も一役買われたのよね

まどか　そうそう。でもそれは今日のところはさておいて、次の話に進むわね。医療におけるナラティブ・アプローチの考え方が普及する中で、ナラティブ・メディスン（物語医療学）という新しいムーブメントがコロンビア大学のリタ・シャロン先生によって提唱され、米国を中心に急速に注目されるようになってきました。この運動が始まったのは、二〇〇〇年くらいからです。

あい　NBMとナラティブ・メディスンは同じようなものなの？

まどか　うーん、ひとことで言うのは難しいけど、どちらも医療・医学において、ナラティブとか物語とかを最大限に尊重しようとする姿勢は共通みたいね。勝手にそう決めちゃっていいかどうかはわからないけれど、「医療におけるナ

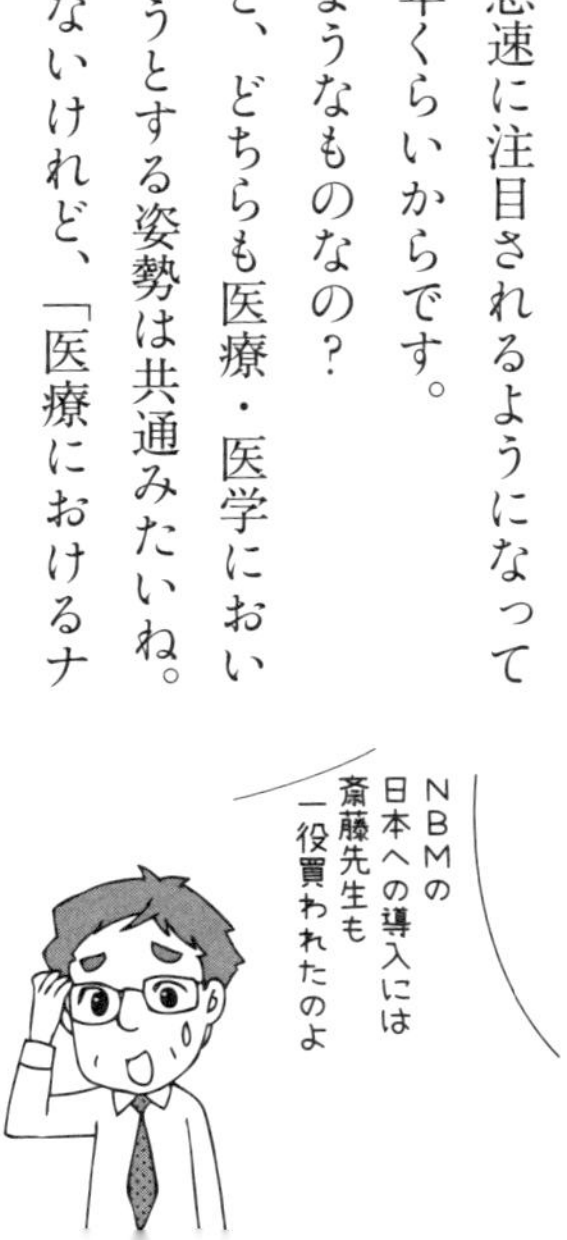
NBMの日本への導入には斎藤先生も一役買われたのよ

ラティブ・アプローチ」という言葉を使うとすると、それはNBMとナラティブ・メディスンの両方を含むと考えていいと思うわ。

さつき　なるほど。あえて違う点をあげると、どうなるの？

まどか　そうね…。拠って立つ理論的立場が若干異なっているということかしら。今まで勉強してきたように、NBMの理論は、単純には言えないのだけれど、中心になっているのは「現実は対話を通じて社会的に構成される」という社会構成主義の考え方なのよ。

さつき　いわゆるポストモダン思想[注23]というやつね。

まどか　そう。でも、実際の医療現場でのNBMは、過激で反科学的なポストモダン思想に完全に依拠しているというわけではなくて、より現実的で、中道的な態度をとっていると思うわ。

さつき　そうね。医学の科学的な理論も、患者さんや医療者自身のもつ非合理的な物語も、どちらも大切にしていこうという立場だものね。

まどか　そのとおり。それで、ナラティブ・メディスンのほうだけど、こちら

注23　現代という時代を、人々に共通する大きな価値観が消失してしまった、いわゆる近代が終わった「後」の時代として特徴づけようとする思想。

の源流は「医学と文学」と呼ばれるもので、どちらかというと人文思想と呼ばれるものなのよ。ナラティブ・メディスンを創始したシャロン先生は、著書[10]の中でこんなふうに書いていらっしゃるわ。

私が「医療の物語的な半球（The narrative Hemisphere of Medicine）」と仮に名づけたタイトルの論文を書いていたとき、突然、物語的な要素を持たない医療の実践などほとんどないのだということに気づいた。なぜなら、臨床実践、教育、研究にはすべて、ストーリーを語ること、受け取ること、創造することが刻み込まれており、それを消すことはできないからである。

（R・シャロン［斎藤清二ほか訳］『ナラティブ・メディスン―物語能力が医療を変える』、医学書院、viiiページ、二〇一一）

あい　すごいなー。医療とは、本質的に物語的行為そのものだということね。

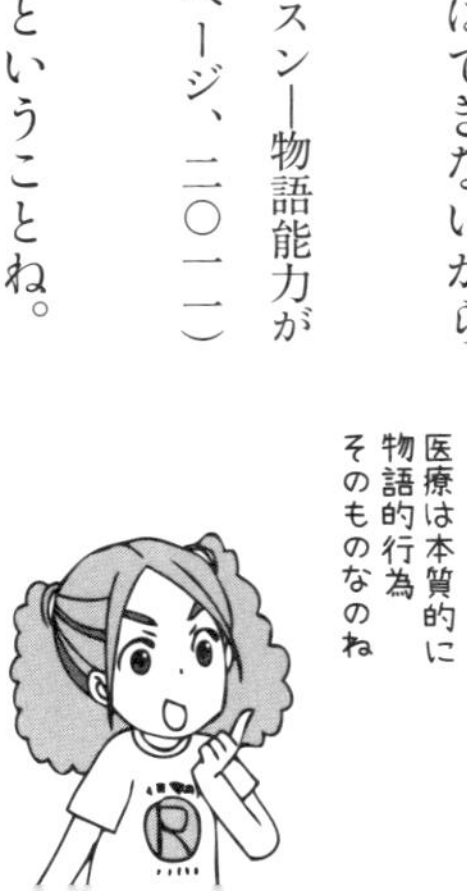

まどか　そのとおり。そしてシャロン先生は、ナラティブ・メディスンを、「病いのストーリーを認識し、吸収し、解釈し、それに心動かされて行動するというナラティブ・コンピテンス（narrative competence：物語能力）を通じて実践する医療」と定義したのよ。

さつき　なるほど。「**ナラティブ・メディスンとは、医療者の物語能力を通じて実践される医療である**」ということは、**物語能力こそがナラティブ・メディスンの中核概念**だということね。

まどか　そうそう。物語能力というと、日本では最近、なんでも○○能力とか○○力とかいう言葉を作るのが流行なので、ちょっと軽く聞こえてしまうという問題はあるのだけど、ナラティブ・メディスンの中核を医療者の物語能力として位置づけたことには、とても大きなメリットがあると思うわ。

さつき　それはどういうメリットなの？

まどか　一番大きいのは、**能力（コンピテンス）というものは、教育や訓練によって身に付けることが可能**だということ。そして、**能力を高めるための方法**

論が整備されれば、それは直接的に医療者の教育のための方法論や指針として用いることができる、ということじゃないかしら。

斎藤 まどかさん、上手にまとめてくれたね。シャロン先生は一般内科の医師であると同時に、文学博士でもあり、まさに「医学的能力と文学的能力」を兼ね備えた人だと思う。そして、**ナラティブ・メディスンの大きな特徴は、それを実践するために必要な物語能力の教育法を明確にして、実際に医学教育に取り入れていること**だと思う。教育法については後で説明することにしよう。

実践と能力と成果の関係

さつき あのー、ちょっと質問があるのですけど…。

斎藤 どうぞ、さつきさん。

さつき 医療者に必要な能力って、今までもいろいろ言われていますよね。でも、そもそも「能力」が身に付いたかどうかって、どうやってわかるのでしょ

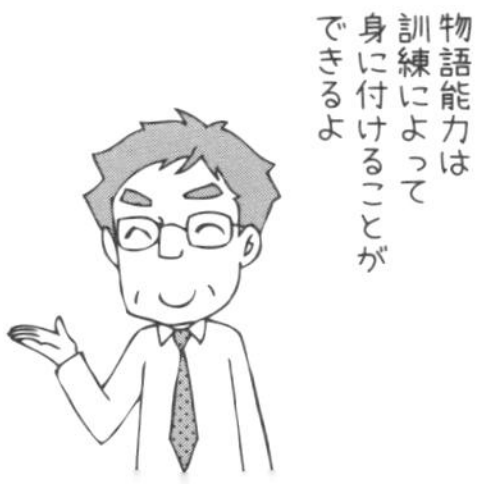
物語能力は訓練によって身に付けることができるよ

うか？

あい　テストしてみればいいんじゃない？

さつき　でも、物語能力を測るテストって、どんなテストなの？

あい　うーん、確かにそんなテスト聞いたことがないなぁ。

さつき　例えば、「あなたは物語能力が高いと思いますか？」なんて質問項目を集めて、テストを作って本人に答えさせたって、意味ないよね。

まどか　ははぁ、それって就職面接のときに、「あなたはコミュニケーション能力がありますか？」って面接官が尋ねるのと同じようなことかもね。

さつき　そうそう。そういうときに「はい、あります」って答える人のコミュニケーション能力って、あんまり信用できないなぁ。

あい　確かにそうね…。そうだ！　実際に物語を読ませたり、書かせたりして客観的に評価すればいいんじゃないのかな？

さつき　でも、それって、医療で役立つ物語能力とは限らないよね。国語のテストや文学のテストとは違う、医療で役立つ能力を評価できる方法でなければ、

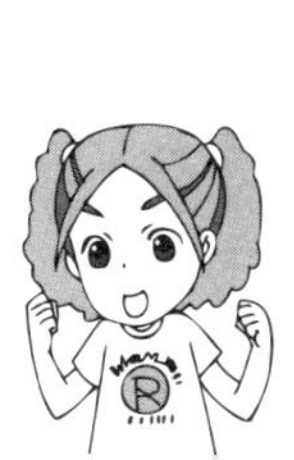

意味ないんじゃないのかしら。それに、そもそも評価する基準がなければ、採点する人だって評価のしようがないと思う。

まどか　うーん。やっぱり医療教育の評価って、難しいのね…。先生、この問題はどう考えればいいのでしょうか?

★

斎藤　どうやら、僕の出番のようだね😊 でも、みんなが言っているとおり、医療に必要な能力、あるいは能力を身に付けているかどうかを評価する方法というのは、実際に難問なんだよ。医学教育の専門家の間でも、未だに結論が出ていないのが現状だね。

まどか　そう言われてしまうと、身もふたもないですね。

さつき　私、以前から疑問に思っているのですが、「能力」って、そもそも目に見えないものだと思うんです。

あい　え、そんな…。だって、野球のイチロー選手なんて、誰が見ても「打撃能力」が高いじゃない。

さつき　もちろんそうだけれど、それはイチロー選手がゲームでヒットを打ったときに初めてわかるわけでしょう。イチロー選手が普通の服を着て街の中を歩いているときには、彼だって普通の人よ。

あい　あーなるほど。つまり、実際にバットでボールを打って結果を出さなければ、イチロー選手の打撃能力は「見えない」ということね。

さつき　そうそう。それともう1つの問題は、イチロー選手だって、いつも必ずヒットを打てるわけではないってことよね。打率3割をずっと続けるということはもちろんすごいことだけれど、逆に言うと、10回のうち7回はヒットを打っていないということになるもの。それでも、イチロー選手の打撃能力を疑う人って、いないと思うんだけどな。

まどか　うーん、なるほど、難しい問題ね…。私、医療教育法についてちょっと勉強したことがあるので、その知識を当てはめて考えてみるわね。

あい　さすが、まどかはよく勉強しているね。

まどか まず、さっきの「イチロー選手は10年以上続けて3割以上の打率をあげている」という事実は、通常「成果（アウトカム）」と呼ばれているものよね。これは、目に見えるものだし、多くの場合は客観的に数値化して、統計検定できるものだわ。

さつき そうすると、さっきから問題になっている「能力」と「成果」の関係は、どうなっているの？

まどか そう、そこが大切なところなんだけど、結構専門家の間でも混乱があるように私は思うわ。つまり、能力と成果が混同されているような気がするの。

あい へー、そうなの。でも今まで話してきたことから考えると、**成果は目に見えるし、ある程度客観的なものだけど、能力は直接は目に見えず、あくまでも成果から推定されるもの**のように思えるけど。

まどか そうそう。そう考えると、成果と能力の混同って、教育法を考えるときに大きな問題なんじゃないのかしら。

さつき なるほど。確かに能力の教育は、直接的には成果をあげることを目標

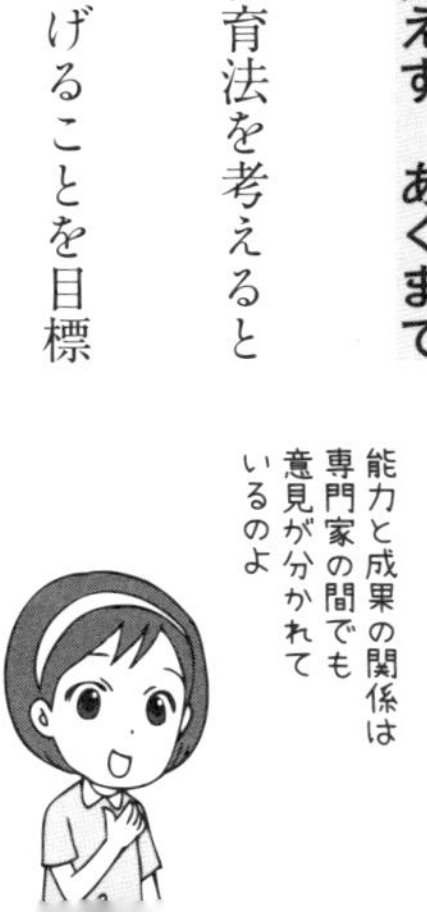
能力と成果の関係は
専門家の間でも
意見が分かれて
いるのよ

にするけれども、それが能力を本当に高めているかどうかは、推定することによってしかわからない、ということね。

あい　うーん、難しいなぁ…。普通の考え方だと、イチロー選手は高い打撃能力をもっているから、その結果として良い打撃成果（打率）をあげることができるわけで、だから能力が原因で、成果はその結果だと考えるのが普通よね。でも、今の考え方だと、あくまでも私たちは、成果を見ることから能力を推定しているだけで、能力そのものは直接は目に見えない、ということになるのかなぁ？

まどか　そのとおり。その考えを当てはめると、医療における物語能力って、それ自体は見えない

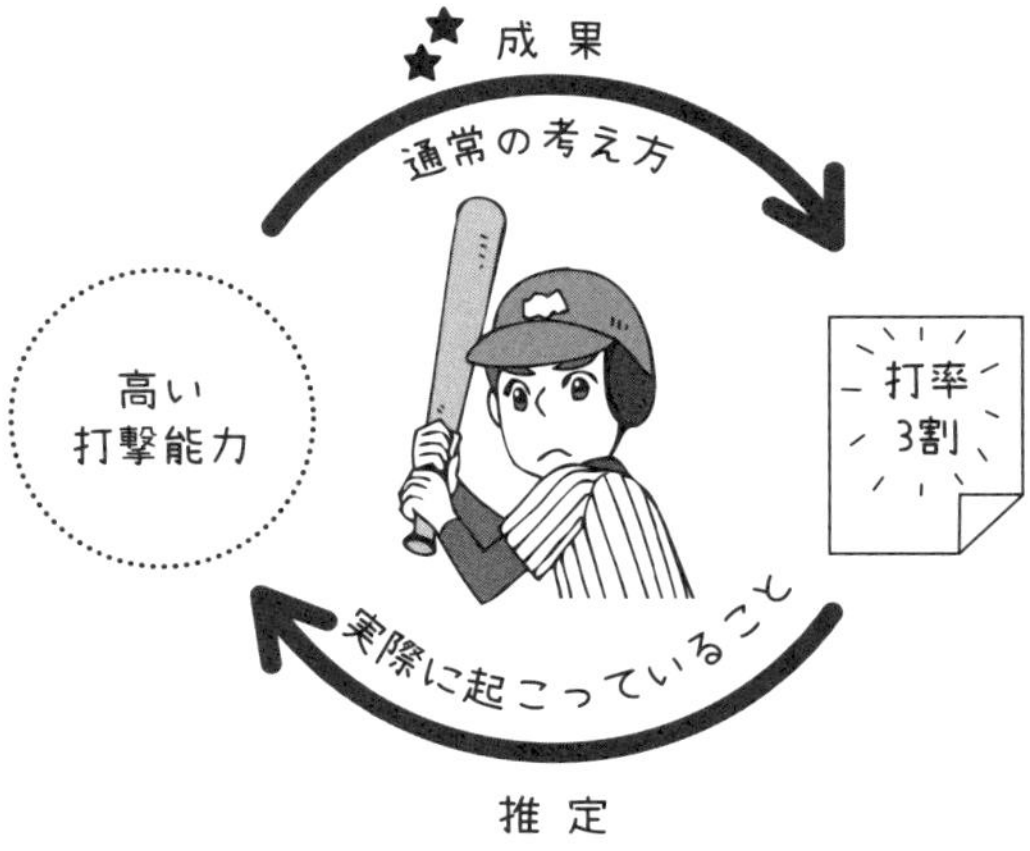

「能力」と「成果」の関係

ものであくまでも、なんらかの成果を実現できる可能性を示しているだけ、ということになるわよね。

〝目に見えない〟能力を用いて、〝目に見える〟成果をもたらす

あい　イチロー選手の場合でもそうだけど、打撃能力を高めるための教育や訓練って、すぐに成果を出すことだけを目的にして行われるわけではないよね。

まどか　うん。これは、野球でも医療でもある意味同じだと思うけど、「理論と実践は違う」ということが大切なのかもね。**医療における物語能力の教育・訓練ということを考えた場合、なんらかの成果を出すことが直接の目標なのではなくて、まず、実践において能力と成果を結ぶ「ある程度目に見える〝何か〟」が必要**だと思うの。

さつき　えーっ、何それ？　すごいじゃない。

あい　なんか、私もわくわくしてきた。医療実践における物語能力とその成果ということを考えた場合、「それらを結ぶ〝何か〟」があるってことよね。いったいどういう構図になるのかなぁ？

斎藤　さっきは僕の出番だって言ったけど、全然僕の出番はないね　ちょっと整理するために横から口を出してみるよ。シャロン先生の定義に従うと、「ナラティブ・メディスン（物語医療）」という実践を行うために必要な能力が「物語能力」だから、実践（プラクティス）と能力との関係を整理しておく必要があるということになるね。もちろん、すでに君たちが議論してくれたことをただ単に言い直しているだけだけどね。

さつき　やっぱり、「実践」と「能力」と「成果」の関係ということになるのですね。

斎藤　そうそう。まず、「実践」とは目に見える、観察可能なものだよね。でも、「能力」それ自体は決して目に見えない。しかし実践が成立するためには能力が必要で、能力は実践が成立して初めてその存在が証明できる。だから、さっ

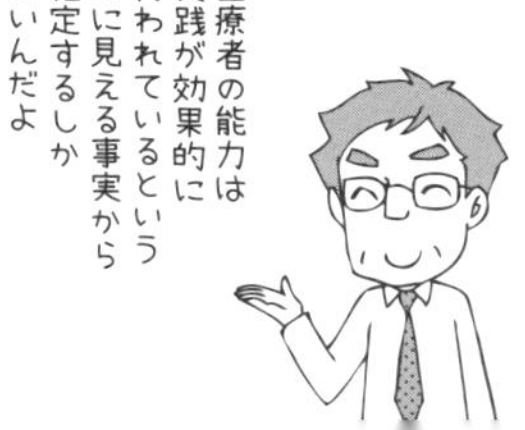
医療者の能力は
実践が効果的に
行われているという
目に見える事実から
推定するしか
ないんだよ

きまどかさんたちが言ったように、因果関係として見れば、能力が原因で、実践はその結果ということになるね。

しかし医療現場では、その実践者が能力をもっているかどうかは、実際に実践が効果的に行われているという観察可能な事実から事後的に推定するしかない。この観察可能な「効果がある（あるいはない）」と判断される事実を、一般には「成果」と呼ぶわけだ。能力とは、有効な実践を行うために必要とされる一種の可能態（潜勢態）[注24]であり、ある成果として定量的あるいは定性的に目に見えるものとなって初めて、能力の存在が推定できる。すなわち、**「実践」とは、目に見えない「能力」を用いて（通じて）、なんらかの目に見える評価としての「成果」をもたらすようなプロセスである**と考えることができる。

まどか なるほど。これで随分とすっきりしましたね。

注24 事物の生成とは、可能的なものが現実的なものに発展することと考えたアリストテレスの哲学概念。例えば、種子は発展することで花となる。このとき、発展可能的なものとしての種子をデュナミス（可能態、潜勢態）、発展して現実的なものになった花をエネルゲイア（現実性、現実態）とした。

で、物語能力って結局のところ、なんなのでしょうか？

あい　でも、やっぱり「物語能力とは何か」ということは、もう少し具体的にしていただきたいところですね。

さつき　それって、物語能力には、具体的に言うとどんな種類の能力が含まれるか、ってことね。

斎藤　うん。なんらかの能力を定義するときには、その能力を構成する下部要素が列挙されることが多い。例えば、医師の臨床能力のコア・コンピテンス（核となる能力）の要素として、コミュニケーション能力、問題解決能力、倫理性、利他性といった項目がよく列挙される。でもね、こういう分類の仕方って、どこかおかしくないかい？

あい　私も、なんか正直いってピンとこないんです。このような取り扱い方って、能力を明確に定義可能な一種の「実体」として考えてしまっているような気がするんです。そうすると、先ほど先生からご説明いただいたことと、どこかずれるような気がします。

まどか　さっきまでの議論でわかったことは、能力とは「実体としての〝もの〟」ではなく、それどころか「観察可能な〝こと〟」でさえなく、あくまでも「可能態」だってことですよね。そうすると、それを観察可能な下位要素に明確に分割すること自体が、実際とは離れてしまうってことになりませんか？

斎藤　そうそう。君たち、難しい議論に本当によくついてきているね　ちょっと飛躍するかもしれないが、物語能力とは、物語医療の実践において刻々と体験あるいは観察される事象から生成される一種のメタ物語（物語についての物語）を通じて知ることができるものだと僕は思う。例えば、ある医師に物語能力があるかどうかは、その医師を主人公とした（あるいは登場人物とした）物語の中に現れる。

あい　えーっ。なんか話がややこしすぎて、ついていけません。それって、どういうことですか？

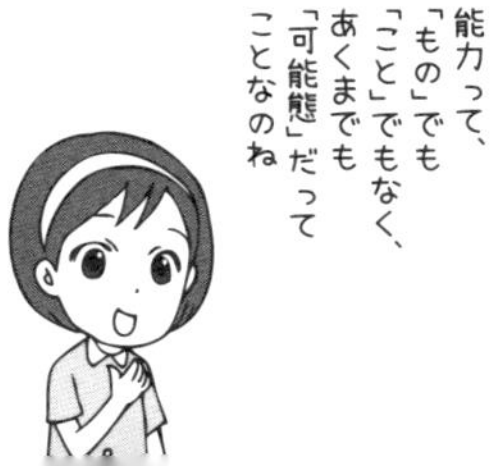
能力って、
「もの」でも
「こと」でもなく、
あくまでも
「可能態」だって
ことなのね

斎藤　言い換えるとね、その医師をめぐる物語において、その医師が目に見える「行為」を示すことができていれば、その医師は「能力のある医師（competent physician）」とみなされることになるということだ。

まどか　確かに、具体的な行為、行動は目に見えますものね。

斎藤　そのとおり。シャロン先生自身が、このような表現を採用しているわけではないのだけど、この「物語的行為（narrative act）」のリストを僕なりに作成したものを図8に示してみたよ。つまり、「物語能力を備えた医療者」とは、臨床実践の中でそれが必要とされる状況において、先に述べたような「物語的行為」を実行することがで

1. 患者の言葉に耳を傾け、病いの体験を物語として理解し、解釈し、尊重する
2. 患者が置かれている苦境を、患者の視点から想像し、共感する
3. 医療における多様な視点からの複雑な物語群を把握し、そこからある程度の一貫性をもつ物語を紡ぎ出す
4. 患者と物語を共有し、患者のために行動する

図８・医療の実践における物語的行為の実例

きる医療者だと考えることができる。これをチェックリストとして用いれば、その医療者が「物語能力を身に付けているかどうか」を判定することができる、と僕は思っている。

さつき　私、今のお話を聞いていて、『神様のカルテ』[注25]という小説の主人公の栗原《くりはら》一止《いちと》医師を思い出しました。

斎藤　さつきさん、良い作品を読んでいるね。

あい　あ、私も『神様のカルテ』は読みましたよ。栗原医師は、確かに自分の医療実践で、「物語的行為」を実践しているように思います。

斎藤　あいさん、栗原医師のどういう行為にそれを感じたのかな?

あい　そうですね。例えば、栗原医師が同僚の砂山次郎医師と一緒に、末期胆嚢がんの安曇さんという患者さんのＣＴ写真を見て、「腫瘍が進展していて手がつけられない状態」だということを確認するというシーンがあるのですが、そのときの栗原医師が超カッコいいんです。ちょっと引用させてもらいますね。

注25　現役の医師・夏川草介氏の小説。「24時間、365日対応」の看板を掲げる地方病院に勤務する内科医・栗原一止は、病院の同僚や患者との出会いによって、医師として、人間として成長し、地域医療を担っていく決心をする。地方医療、救急医療、研修医制度、終末期医療、がん告知など、現在医療の抱える問題点を考えさせられる作品。映画化もされ、アイドルグループ嵐の櫻井翔が主人公を演じた。

「次郎、とりあえず助かった。感謝する」

「それには及ばん。お互い様だ。だがこいつをどうする？」

「考える」

「考えたところで治療法はあるのか？」

「治療法を考えるのではない」

私は写真の中の癌巣を睨みつけたまま話を継いだ。

「本人にどう話すかを考えるんだ」

私は医者である。

治療だけが医者の仕事ではない。

（夏川草介『神様のカルテ』文庫版、小学館、99-100ページ、二〇一一）

まどか　きゃー。櫻井君、ステキ！
あい　ちょっと、まどか、この場合、櫻井君じゃないでしょう♉　これ以上は、ネタバレになるので省略しますが、この後、栗原医師は安曇さんの病室を訪れ、安曇さんのライフヒストリーをていねいに聴き、共感し、そして医療チームがまとまった行動をとれるような物語を共有して、行動していきます。

うーん、確かにこれは「物語的行為」そのものね。なるほど、栗原医師は、こういう体験と行為を通じて物語能力を身に付けていっているのね。

さつき 私もそう思う。それにそもそも『神様のカルテ』って、まさに「医療の物語」の典型だもんね。

斎藤 そうそう。時間の関係で、この物語にこれ以上深入りすることはできないが、『神様のカルテ』に限らず、医療における物語は多様だし、物語能力の訓練にフィクションをどのように利用するかというテーマは、機会があればゆっくりと話し合いたいところだね。

まどか・あい わぁ、本当に興味あります。

さつき いつかきっと聞かせてくださいね。

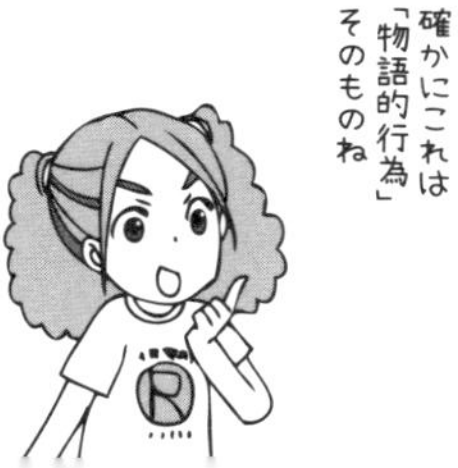

物語能力を身に付けるための訓練法

斎藤　それでは、そろそろ時間も尽きてきたので、最後に物語能力の教育法、訓練法について、シャロン先生が著書で述べていることをまとめておいたらどうかな。

まどか　はい。じゃあ、私からまとめさせていただきます。シャロン先生は、物語能力の類縁概念としてたくさんの表現を用いていらっしゃいますが、直接物語能力の教育に関連する概念としては、「物語技能（narrative skill）」「物語的訓練（narrative training）」の2つをあげています。

あい　それって、どう違うの？

まどか　まず**「物語技能」は、物語能力によって物語的行為を実践するために必要な、目に見える技法**と定義できるわ。

さつき　あ、それそれ、それよ！

あい　えっ、さつき、どうしたの？　急に興奮しちゃって。

さつき　さっき、言っていたでしょ。物語能力を身に付けるためには、「実践において能力と成果を結ぶ、ある程度目に見える〝何か〟」が必要だって。それが物語技能なのよ！

あい　なるほど。技法は確かに、目に見えるね。

まどか　そうそう。二人ともいい線いっているわ。実際にシャロン先生が著書の中で説明している物語技能としては、「精密読解（close reading）」「反省的記述（reflective writing）」「証人の役割を担うこと（bearing witness）」などがあるのよ。残念ながら1つひとつ説明する時間がないので、後でシャロン先生の本を読んでおいてね。

あい　なるほど、そうか、わかった！　そうすると「物語的訓練」は、物語技能を身に付けるための訓練法のことなのね。言い換えれば、**目に見える技法を訓練することで、結果的には物語能力を身に付けることができる**わけね。

さつき　考えてみれば、これって、どんな実践分野でもある程度同じことよね。

まどか　そのとおり。物語的訓練って、ひとことで言えば、「語る／聴く、書

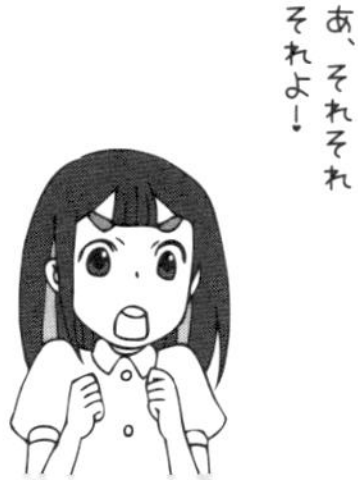

用語解説

【精密読解】

文学の大学院で教えられるような、文学的装置のあらゆる側面に注意をはらいながらテクストを読むための技能。シャロンによれば、例えば放射線科の専門医がX線の読影をするときには、同じような構造的な読み方をしているとされる。

シャロンは、テクストを「読影」するためのドリルとして、物語的テクストの5つの側面（枠組み、形式、時間、プロット、欲求）をあげている。

【反省的記述】

物語医療学の文脈では、医療者が患者を知り、患者のすることを解釈し、患者の苦境に対する自身の情動的な反応を理解し、患者から受け取るすべてのことに寄り添うために、専門用語ではなく、「普通の言葉で記述すること」と説明されている。

看護学生が臨床実習で書く振り返り日誌や、医学生が臨床実習で書くパラレル・チャート（p.220 参照）をはじめとする多様な臨床訓練において用いられる。

【証人の役割を担うこと】

物語医療学においては、医療者の最大の役割は、患者を苦境の中にある主体とみなし、患者が自身の病いをどう経験し、どう意味づけ、どう乗り越えていくかという道程に付き添う、「目撃者」あるいは「証人」となることであるとする。シャロンは、その過程を、「配慮」「表現」「参入」という3つのステップとしてまとめている。

医療者は受動的な聴き手となるだけではなく、病んだ患者とともに真の間主観性（複数の主観の間で共通に成り立つこと。事物などの客観性を基礎づけるものとされる）を構築する、熟練したパートナーとしての役割を担える技能を身に付けなければならない。

く／読むことを通じて物語を共有する場を提供する様々な方法論」と定義できると思うわ。シャロン先生はご自身の著書の中で、具体例をあげて詳しく説明していらっしゃるのよ。主なものとしては、「パラレル・チャート（parallel chart）」「ナラティブ・オンコロジー（narrative oncology）」などね。こういった教育法は、日本でもすでに試みられて、具体的なことが読める本も出版されているの。後で参考書のリストを教えるわね（巻末の参考文献13・14を参照）

あい・さつき　読む、読む！　絶対に読むね。

まどか　それじゃ、最後に、シャロン先生が著書の中で述べていらっしゃる「物語能力を身に付けることで得られること」のまとめを掲げておくわね。

　……医療者と患者へのナラティブ・メディスンの教育は、チーム医療の結束力を増強し、チームメンバー間の透明性を高め、個々の患者についての臨床知識を増し、反省的な実践を促進するということがわかっています。物語能力の教育という、ほとんどお金のかからない比較的単純な実践は、

用語解説

【パラレル・チャート】

シャロンが1993年に米国で開発した、主として医学生に対する物語技能の教育ツール。臨床実習中の学生は、以下のような簡潔な指示を受け、書かれた文章は、グループで共有される。

> 毎日、皆さんは自分の受け持っている患者についてカルテに書き込みます。そこに何を書くべきか、どんな形式で書き込むべきかについて、皆さんは正確に知っているでしょう。患者の主訴、身体診察の結果、検査所見、上級医師の意見、治療計画について書きます。もし前立腺がんで亡くなろうとしているあなたの患者が、昨年の夏にその病気で亡くなったあなたの祖父のことを（あなたに）思い出させるとしても、その患者の病室を訪れるたびに（あなたは）祖父のことを思い出して涙するとしても、それを病院のカルテに書くことはできません。私たちもそうさせないでしょう。それでもそのことは、どこかに書かれる必要があります。それをパラレル・チャートに書くのです[11]。

【ナラティブ・オンコロジー】

シャロンが2003年にコロンビア大学成人腫瘍病棟で開始した、スタッフの燃え尽きを防いだり、自分たちの仕事での挫折や悲しみにうまく対処したり、様々な専門職が集まるチームのメンバー内での同僚間のサポートを構築するためのグループ活動。参加者は患者について書いた詩や散文（反省的記述）を持ち寄り、持参した文章を音読し、グループで共有するとともに、文章のジャンル、物語的状況、言葉遣いや口述の内容などを話し合う。

私たちが患者を理解する力、私たち医療者がお互いに理解し合う力、そして私たちが自分自身を知る力を同時に高めるのです。……

（R・シャロン［斎藤清二ほか訳］『ナラティブ・メディスン―物語能力が医療を変える』、医学書院、v-viページ、二〇一一）

あい 私も、ぜひ物語能力を身に付けたいなぁ。

さつき そのためには、これからもたくさん勉強しなくっちゃね。

斎藤 まどかさん、ご苦労さま。さて、それじゃ時間がきたので、名残惜しいけれど、『ナースのためのナラエビ医療学入門』もこれでお開きということにさせてもらうよ。十分に説明できなかったことも多いけれど、巻末に「参考文献」をあげたので、興味があったらぜひ読んでみてね。まだまだたくさんのことが学べると思うよ。それでは、またどこかで会いましょう。

まどか 先生、本当にありがとうございました。とっても勉強になりました。

さつき・あい これに懲りずに、またよろしくお願いしまーす！

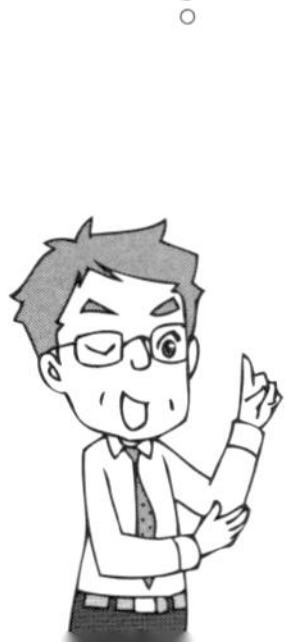

まとめ

- 2000年代にコロンビア大学のシャロン先生が、「ナラティブ・メディスン（物語医療学）」を提唱した。

- シャロン先生は、「物語能力」こそがナラティブ・メディスンの中核概念であると意味づけた。

- 「物語能力」とは、物語的行為（narrative act）を実践できる医療者が潜在的にもっていると推定される「可能態」であり、「物語能力を備えた医療者」とは、臨床実践の中でそれが必要とされる状況において、物語的行為を実行することができる者である。

- 物語能力の教育に関連する概念は2つある。それは…
  ①物語技能（narrative skill）
  物語能力によって物語的行為を実践するために必要な、目に見える技法。
  ②物語的訓練（narrative training）
  物語技能を身に付けるための訓練法。

- 目に見える技法を訓練することで、結果的に物語能力を身に付けることができる。

Epilogue

まどかからの手紙

斎藤先生

お元気でいらっしゃいますか。五福《ごふく》 圓《まどか》です。ごぶさたしております。お忙しい先生のことですから、もう私のことをお忘れになっているかもしれませんね。

3年ほど前に、先生の研究室に二人の友人（あいとさつき）と一緒におじゃまして、「ナラティブ」や「エビデンス」や「ナラエビ医療学」について、たくさんのことを学ばせていただきました。私にとっても、二人の友人にとっても、あのときの経験は本当に宝物のようです。

でも、今だから告白しますが、あのときに学ばせていただいたこと、自分たちで考えて話し合ったことが、そのときにすべて自分のものとして理解できていたわけではないことが、今になってはっきりとわかります。先生の研究室で過ごした時間は、本当に自由で、楽しいかけがえのないものでした。その雰囲気の中で話していると、それまでとってても難しい、解決不能だとしか思えなかった問題が、話しているうちに「腑に落ちてしまう」というか、言葉は悪いのですが「どうでもよくなってしまう」のです。だから「将来の看護師としての私」の中では、「ナラティブ」と「エビデンス」は矛盾なくすっきりと収まっていると感じていました。最後の回（Chapter 8）に先生の研究室で「物語能力」についてお話ししたときにも、私にとっては全く違和感はなく、「わかったようなつもり」になっていました。でも、Chapter 8を読んだ人にとっては、ものすごく中途半端で、不親切に感じられたと思います。だって、「後はシャロン先生の本を読んでおいてね」ですものね。

話は逸れてしまいますが、さつきはそれを実行しました。さつきの卒論のテーマは「看護において患者のライフヒストリーを尊重することの意義について」でしたが、卒論を書き上げるまでに、斎藤先生が翻訳されたシャロン先生の『ナラティブ・メディスン―物語能力が医療を変える』[10]を、何度も何度も納得がいくまで読み返したそうです。斎藤先生は、あの大著を翻訳するのに5年間もかけたのですものね。それを、たった1回の話で理解できると思うほうが間違っていた、と今では思います。

私は、先ほども書きましたように、8回にわたって先生のお話をお聞きし、友人たちとも議論している間、「ナラティブとエビデンスを医療の様々な局面で統合的に使いこなすことは、全然難しいことではない」という気持ちの中にどっぷりと浸り込んでしまっていました。だって、毎回のお話は、ナラティブとエビデンス、ＥＢＭとＮＢＭをただ並べて説明したというようなものではなく、エビデンスをナラティブとして学んだり、ナラティブのエビデンス性を学んだり、といったことを繰り返していたのですものね。

また脱線しますが、あいは「緩和医療の疼痛管理におけるナラティブの有用性」という、まさに大上段に振りかぶったタイトルの卒論を書き上げました。その途中でたびたび指導教員の先生とバトルを繰り広げたようです。さすがのあいも、何度も心が折れそうになったと言っていました。それでも、Chapter 7の議論を思い返して奮闘を重ね、ようやく指導教員と審査委員会を納得させて卒論を提出できました。あいは将来、緩和ケア認定看護師の資格を取得することをめざしてがんばっています。

友だちのことばかり書いてしまいましたが、私自身のことについてもご報告したいと思います。先にも書いたように、私の中では、ナラティブとエビデンス、EBMとNBMを統合的に使いこなすようなケアについては、すっかりわかったような気持ちになっていました。しかし、いざ卒論を書き始めて、はたと困ってしまいました。私の中で感覚としてつかんでいると思っていたことであっても、文章できちんと表現することは、思ったよりずっと難しかったからです。

結局は、斎藤先生がこれまで書かれたご著書や論文を引用しまくって、ようやく形にし、提出することができました。本当に実力不足の自分を恥じるばかりですが、私が卒論に書いた内容をかいつまんで、ここにご報告したいと思います。今更で申し訳ありません。卒論なのでもちろん「である」調で書いたのですが、堅苦しいので、ここでは「です・ます」調に変えたバージョンでお示しいたします。

『看護におけるナラティブとエビデンス
──EBMとNBMに学ぶ』

（五福 圓 卒業論文より抜粋）

はじめに

ＮＢＭは、「〝患者さんが主観的に体験する物語〟を全面的に尊重し、医療者と患者さんとの対話の中から、新しい物語を創造していくことを重視する医療」と言うことができます。そうすると、客観的・科学的な方法論であるＥＢＭとＮＢＭとは対極的な方法論であり、両者は互いに相容れないのではないか、という疑問が生じてきます。しかし、ＮＢＭとＥＢＭを相対立する方法論ととらえるのは、誤解と言えるでしょう。**NBMとEBMは、「患者中心の医療」を実践するための「車の両輪」であり、医療者と患者の実践の現場において統合されるもの**です。本稿では、「ＮＢＭとＥＢＭの臨床実践における統合」という問題について、考えていきたいと思います。

EBMから見たNBM

まず、EBMの重要なポイントだけをおさらいしたいと思います。EBMは、「個々の患者のケアに関わる意志を決定するために、最新かつ最良の根拠（エビデンス）を、一貫性をもって、明示的な態度で、思慮深く用いること」と定義されています。この定義からわかるように、EBMは普遍的な方法を医療に提供するものではなく、あくまでも目の前の実際の患者さんに焦点を当てる方法論であると言えます。EBMは、個々の診療の中で、エビデンスを患者さんのためにいかに適切に利用していくか、ということなのです。

もう1つ、別の観点からEBMを定義すると、EBMとは、「論文などの外部からの検索により得られたエビデンス情報」「患者さんの意向・価値観」「医療者の専門的臨床能力」の3つの要素を、臨床場面において統合するものである、と言われています。つまり、EBMとは、決して研究論文を検索したり、批判的に評価したりすることだけにとどまるものではなく、患者さんの主観や医療者の臨床能力をも重視するものである、と言えます。[注26]

さらに、EBMの実践には、有名な5つのステップが設定されています。それは、①患者さんの問題の定式化、②問題についての情報収集、③得られた情報の批判的吟味、④得られた情報の患者さんへの適用、⑤これまでの実践の評価です。このうち、ステップ②・③は、目の前の患者さんを離れて、コンピュータ・データベースなどを利用した作業となります。問題は、このステップ②・③のみがEBMであるかのようにしばしば誤解されていることです。EBMの実践のためには、患者さんから十分に話を聴き、いったい何が問題であるのかを判断するステップ①と、得られたエビデンス情報について、患者さんと対話しながら方針についての合意を得るステップ④が非常に大切です。EBMのステップ①・④は患者さんとの対話の実践であり、それはNBMの実践そのものと言ってもよいでしょう。[注27]

もう一度、EBMの実践における3要素（エビデンス、患者さんの意向、医

注26　Chapter 1参照。
注27　Chapter 2参照。

療者の臨床能力)を振り返ってみると、患者さんの意向を知るためには患者さんとの対話が不可欠ですし、医療者の臨床能力の重要な部分として、患者さんとコミュニケーションする能力が含まれていることは論を待ちません。このような意味からも、EBMの実践は、すでにNBMの実践を前提として含んでいると言ってよいのではないでしょうか? 患者さんのために役に立つ医療を実行するためには、統計学や臨床疫学の知識だけでは不十分であり、患者さんとの有効な対話を行う洗練された方法論が必要です。よって、NBMはEBMを補完しているという言い方が可能ですし、EBMはNBMをすでに含んでいるという言い方も可能です。さらに、NBMとは実はEBMそのものである、という言い方をする人さえいますが、この考え方にも一定の説得力があると言えるでしょう。

NBMから見たEBM

前項において、**患者さんのためにていねいに実践されるEBMは、実はNB**

Mをその中に含んでおり、言い換えれば、NBMによってEBMを補完することにより、EBMは患者中心の医療として完成する、と述べてきました。しかし翻って、NBMの観点からEBMについて考えてみると、実はこれだけでは説明し切れない、いくつかの重要なポイントがあります。

その第一は、実際の診療においては、患者さんの問題解決に役に立つエビデンスが現在のところまだ得られないということがしばしばある、ということです。これに対する1つの対策は、質の高いエビデンス（無作為抽出試験：RCTなど）が現時点でみつからない場合には、質の低いエビデンス（臨床疫学的研究に基づかない、なんらかの根拠：例えば専門家の見解など）で我慢する、ということです。多くの診療ガイドラインは、このような発想に基づいて作成されています。しかし、これではEBMの厳密性が大幅に失われて、容易に昔ながらの経験主義的な医療に逆戻りしてしまうおそれがあります。

これに対して、**NBMの実践においては、必ずしもエビデンスが得られなくとも、その問題について患者さんと対話を重ねることによって、そこから〝新**

しい物語〟が浮かび上がることを期待する、という方策で対処することができます。ＥＢＭはエビデンスなしには実行できませんが、ＮＢＭはエビデンスのあるなしに関わらず、患者さんとの対話を拠り所として実践することができるのです。

第二に、そもそも患者さんにとっての問題が、ＥＢＭの実践が可能な形で定式化できないような状況では、ＥＢＭの実践ははなはだしく困難になります。例えば、患者さんの問題が、「なぜ今、私がこんな病気にならなければいけないのか」といった、患者さんの人生における意味・価値など、実存的な問題に関わっているような場合、ＥＢＭではそれを「この患者さんの〝うつ状態〟に対する有効な介入法は何か？」といった形でしか定式化できません。しかし、このような患者さんの苦しみを、単純に〝うつ状態〟という医学的概念によって定式化したとしても、患者さんの抱える大きな苦しみのごく一部分しか扱えていないことは明らかでしょう。**患者さんの抱える問題を医学的概念によって分割し、その一部分だけを定式化して扱うのではなく、多様な観点を含む患者**

さんの物語をまるごと把握しつつ、全人的な対話を続けることをNBMはめざします。

第三に、患者さんの問題が定式化され、信頼できるエビデンスが得られたとしても、それを臨床実践の場面に持ち込むときに、以下のような問題がしばしば起こります。例をあげてみましょう。

［例1］

医師　Xさん。このお薬を飲むと、あなたの病気の場合、約50％の人に効果があります。

患者　ほう、そうなのですか。先生、それでこの薬を飲むと、私は治るのでしょうか？

医師　……。

【例2】

医師 Yさん。あなたが1年後に生存しておられる確率は、おおよそ20%です。

患者 えっ。そうなのですか！ かなり悪い病気なのですね……。ところで先生、それで私はいったい、いつまで生きられるのでしょうか？

医師 ……。

上記のような例は、ばかばかしいと思われるかもしれませんが、実は極めて本質的な問題なのです。エビデンスとは、過去に行われた研究の結果に基づく、一般的・確率論的な情報です。それを、目の前の患者さんが「この先どうなるのか知りたい」「この先どうすべきなのか知りたい」という臨床現場の具体的な臨床判断に役立てようとすると、それは実は直接にはあまり役に立たないということが明らかになります。この問題は、単に研究が不十分であるとか、医師の説明の仕方が悪いといった問題ではなく、おそらくエビデンスのような一般情報を個別の診療プロセスに適合させようとするときには避けられない、認識論上の難問（アポリア）であると思われます。NBM（患者さんとの対話）の中で、エビデンスを有効に利用するためには、この難問をある程度解決するような工夫が必要になります。[注28]

NBMの実践にエビデンスを取り込む

前項で指摘したような問題点をふまえて、NBMとEBMの統合的実践の方略について述べたいと思います。NBMの観点からは、EBMやエビデンスといった概念は、それ自体が「有効に利用すべき1つの物語」であって、それ以上でもそれ以下でもない、と考えられます。したがって、NBMの実践においてエビデンスを重視する態度をとることそのものには、なんら矛盾はありません。利用できるエビデンスが手に入るときはそれを利用し、エビデンスが得られないときでも、それなりに患者さんとの対話を続けることをめざせばよい、とNBMは考えます。

注28 Chapter 3 参照。

以下に実例を示しながら、この問題を考えていきたいと思います。進行がんの緩和医療の現場において、EBMとNBMの統合的実践を試みた例です。

Dさんは60代の男性です。上腹部の圧迫感で他医を受診し、肝転移を伴う膵腫瘍を疑われ、希望により当院を受診しました。初診時にDさんは、外来主治医に次のように話されました。

「親しくしていた友人が2年前に膵臓がんで死にました。自分の今の症状とそっくりでした。私は自分なりに覚悟を決めているので、はっきりとすべて話してほしいのです。父を子どもの頃に亡くして、私は父よりも祖父よりも長生きしているので、自分なりに思い残すことはありません。病名を隠されているのが一番不安になります。死ぬのは仕方がないが、痛みはできるだけ取ってほしいです。延命治療はしてほしくないです。」

Dさんの物語を傾聴したうえで、外来主治医は「EBMの観点」から問題点を整理しました。Dさんが受診した時点における臨床疫学的根拠の観点からは、次のことが言えると考えました。

①全膵臓がん患者の1年生存率は約20％、5年生存率は約5％である。
②手術不能の膵臓がん患者の生命予後を改善する治療法についてのエビデンスはない。
③疼痛緩和には、オピオイドを中心とした疼痛緩和プロトコールが有益であるというエビデンスがある。

また、患者の意向の観点からは、以下の2つのことが明らかだと考えました。

①延命治療は望んでいない。
②苦痛の除去を希望している。

よって、この両者を統合し、EBMを実践するためには、医師（あるいは医療チーム）の専門的臨床能力を発揮することが必要だということになります。

一方、この事例を「NBMの観点」からも整理し直してみました。患者さんとの対話の中で、上述したエビデンスを話題として取り込みつつ、患者さんの意向を十分尊重し、合意を形成していく過程が必要であり、その過程こそがNBMの実践であるということになります。

実際には、入院後の検査データなどがすべて判明した時点で、Dさん、ご家族、主治医チームの間で、病状説明（病名告知）のためのセッションがもたれました。以下はそのときの対話を再構成したものです。

主治医　膵臓に4㎝くらいの腫瘤があり、肝臓にも小さな腫瘤がたくさんあります。総胆管の出口が膵臓の腫瘤によって塞がりかかっています。組織の確認はされていませんが、膵臓の腫瘤から肝臓に転移しているものと思われ、良性の腫瘍とは思われません。

Dさん　がんと考えていいということですね。

主治医　はい。

Dさん　悪いところを切り取ってしまったら、治るのではないですか？

主治医　残念ながら、手術で全部取るには大き過ぎること、肝臓に転移があることから、根治的手術は無理です。

Dさん　生きる期間が限定されたということですね。どのくらいの余命か、はっきりわかりませんか？

一般的なエビデンス情報に従えば、予後中央値は約3〜6か月、1年後の生存率は20％程度ということになります。しかし、同じ情報を伝えるにしても、どのような物語（言葉）として伝えるかによって、患者さんへの影響は大きく異なります。そこで主治医は、慎重に言葉を選んで対話を続けました。

主治医　1年後に今のような元気なままでいるということは難しいと思います。しかし、はっきりしたことは実際のところ誰にもわかりません。

Dさん　死ぬまでの間、苦痛は嫌です。

主治医　私たちが責任をもって、苦痛のないように対処していきます。

主治医は、疼痛のコントロールには十分なエビデンスが証明されている方法があるということをふまえて、自信を込めて上記のように説明したのです。

Dさん　これまで生きてきて、まわりから良い評価ももらってきたし…、天命だと思えば割り切れると思いますが（涙）…。親友が2年前に膵臓がんで亡くなりました。やせ方が極端で、4か月でバタバタと…。

妻　親戚の人も膵臓がんで亡くなっています。神経を含めて手術した叔父さんは、あまり痛みを訴えずに亡くなりましたが、何もしなかった知り合いは、断末魔の苦しみで亡くなっていったと聞いています。

Dさんは自身の物語を感情を込めて語られ、主治医チームはそれを傾聴しました。さらにDさんの妻が新たな物語を語ったところで、外来主治医が今後の方針についての対話を導入しました。

外来主治医　これからのことをご相談したいのですが、いろいろな手段が考えられます。手術で完全に治すのは無理ですが、いくらかでも腫瘍を取って、将来、痛みが出にくいようにできる可能性も考えられます。痛みに関しては、飲み薬で良い薬があります。もしそれが効きにくくなっても、次の手段はいろいろあります。もう1つの問題は、しばらくすると黄疸が出るおそれがありますが、内視鏡的に管を入れることで解決できます。今回の入院中に処置をするかどうか、ご家族と相談して決めてください。もし、早く退院したいということに決まれば、私が外来でおつき合いいたします。

Dさん・家族　よろしくお願いします。

外来主治医　何かご質問はありませんか？

外来主治医の説明は、エビデンスを基底に置いてはいますが、それは物語的に再解釈されたものであり、決して数字としてのエビデンスがそのまま語られているわけではありません。また、エビデンスが一方的に告げられているのではなく、Dさん・家族の意向が十分に表現されるように発言が促されました。そこで、再びDさんから質問がありました。

Dさん　やっぱり、どのくらい生きられるかということはわからないものでしょうか？

外来主治医　当て推量することはできても、結局は個人差が大きいですから。

Dさん　わかりました。

患者さんにとって、「あとどのくらい生きられるのか」という未来予測を知りたいという願いは切実です。しかし、それに対してどう答えるかには、おそらく正答はないように思われます。外来主治医の慎重な返答がDさんとその家族に受け入れられたのか、それ以降、同じ質問がなされることはありませんでした。Dさんはその後、緩和ケアを受けられましたが、疼痛コントロールも主治医チームとの関係も良好で、数か月後に安らかな死を迎えられました。

結論：NBMとEBMは車の両輪

最後に、「EBMとNBMを統合することは可能か」という問題について、もう一度まとめておきたいと思います。第一に、「**EBMとNBMは相互に補完的であり、NBMを加えることによってEBMの体系は完成する**」という考え方が可能です。このような観点からEBMを実践することにより、EBMは真に患者中心の医療となるものと思われます。

しかし一方では、以下のような考え方もあります。「EBMとNBMは拠って立つ世界観が異なっているので、簡単に統合することはできないが、患者と医療者の出会いの場面において両者は共存しうる」とするものです[注29]。さらにその考えを一歩進めると、「**EBMとNBMは異なる2つの世界観であるが、患者と医師の対話の現場において、NBMはEBMを包摂・統合しうる**」と考えることができます。その統合のための実践的方法論をまとめると、次のようになります。

注29 Chapter 7参照。

①患者さんの物語を、まず、まるごと傾聴する。
②エビデンスを物語的に再解釈する。
③対話の話題として、エビデンスを利用する。
④エビデンスが得られない場合でも、対話を続けることによって、新しい物語の浮上を期待する。
⑤不適切な物語の一人歩きを、エビデンスによって防止する。

最後に、EBMとNBMは患者中心の医療のための車の両輪であることを再度強調して、本論文の結論としたいと思います。

斎藤先生、いかがだったでしょうか？　私の説明は、ナラティブとエビデンス、

NBMとEBMを統合的に実践するために必要な考え方や、方法について、これを読んでくれる人が納得できるような文章になっているでしょうか? もちろん、他人に伝わる文章を書くことは「物語能力」の重要な一部ではありますが、決してその全部ではありませんよね。

この卒論を提出して、私は晴れて看護師となることができました。今は病棟や外来の実践現場で、患者さんや上司や先輩に本当に鍛えられる毎日を過ごしています。ナラティブやエビデンスを毎日の看護実践に活かすことが、どれほど難しいかを毎日痛感させられ、自分の無力さに涙する日も少なくありません。でも、充実しています。何よりも、患者さんや家族の方々との毎日のやりとりの中で、少しずつですが、私も看護師として成長させてもらっていることを実感しています。

実は私は、ナラティブとエビデンスの考え方を、看護実践や教育に活かす理論や方法論についてさらに研究したいと思い、来年春から大学院の修士課程に進学することを決心しました。臨床現場での実力もまだまだの状態で、一時的とはいえ臨床を離れて、再び学びの環境に入ることには迷いもありますが、あの大学4年生のときの貴重で幸せな体験をさらに活かせるようにがんばりたいと思っています。

先生におかれましては、御身お大切にますますご活躍くださることをお祈りしております。またいつか、直接お目にかかって少しなりともご報告できる日を楽しみにしております。

かしこ

平成××年8月5日

五福 圓 拝

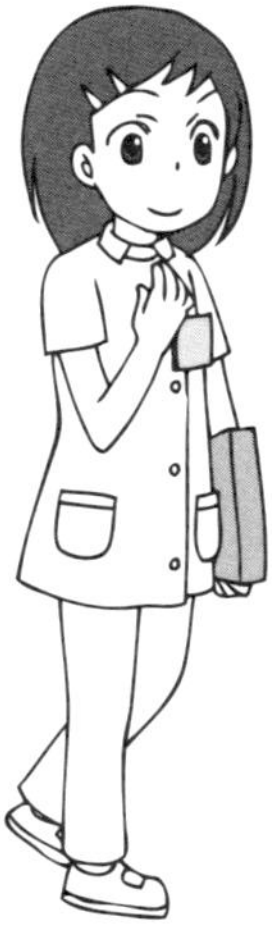

引用文献

1 Sackett, D.L. et al. : Evidence based medicine: what it is and what it isn't, BMJ, 312 : 71, 1996.
2 Sackett, D.L. et al. : Evidence-Based Medicine: How to Practice and Teach EBM, 2nd ed, Churchill Livingstone, 2000.
3 日本クリニカル・エビデンス編集委員会 日本語版監修：クリニカル・エビデンス ISSUE 9 日本語版，日経 BP 出版センター，p.1133，2004.
4 斎藤清二：ナラティヴ・ベイスト・メディスンと臨床知―青年期慢性疼痛事例における語りの変容過程．やまだようこ編：人生と病いの語り，質的心理学講座 2，東京大学出版会，p.161-162，2008.
5 斎藤清二，岸本寛史：ナラティブ・ベイスト・メディスンの実践，金剛出版，2003.
6 トリシャ・グリーンハル，ブライアン・ハーウィッツ編（斎藤清二ほか監訳）：ナラティブ・ベイスト・メディスン―臨床における物語りと対話，金剛出版，p.V，2001.
7 アーサー・クラインマン（江口重幸訳）：病いの語り―慢性の病いをめぐる臨床人類学，誠信書房，1996.
8 Taylor, R.B. : Medical Wisdom and Doctoring; The Art of 21st Century Practice, Springer, p.53-54, 2010.
9 斎藤清二：ナラエビ緩和ケア学事始め，緩和ケア，21（3）：255-260，2011.
10 リタ・シャロン（斎藤清二ほか訳）：ナラティブ・メディスン―物語能力が医療を変える，医学書院，2011.
11 前掲書 10），p.224.

参考文献

1 斎藤清二：関係性の医療学―ナラティブ・ベイスト・メディスン論考，遠見書房，2014.
2 斎藤清二：事例研究というパラダイム―臨床心理学と医学をむすぶ，岩崎学術出版社，2013.
3 斎藤清二：医療におけるナラティブとエビデンス―対立から調和へ，遠見書房，2012.
4 リタ・シャロン（斎藤清二ほか訳）：ナラティブ・メディスン―物語能力が医療を変える，医学書院，2011.
Charon, R. : Narrative Medicine; Honoring the Stories of Illness, Oxford University Press, 2006.

5 斎藤清二：ナラエビ医療学講座—物語と科学の統合を目指して，北大路書房，2011.
6 ブライアン・ハーウィッツほか編（斎藤清二ほか監訳）：ナラティブ・ベイスト・メディスンの臨床研究，金剛出版，2009.
Hurwitz, B. et al. ed. : Narrative Research in Health and Illness, Blackwell Publishing, 2004.
7 トリシャ・グリーンハル（斎藤清二訳）：グリーンハル教授の物語医療学講座，三輪書店，2008.
Greenhalgh, T. : What Seems to be the Trouble; Stories in Illness and Healthcare, Radcliffe Publishing, 2006.
8 江口重幸ほか編：ナラティブと医療，金剛出版，2006.
9 トリシャ・グリーンハル，アンナ・コラード（斎藤清二訳）：保健専門職のためのNBMワークブック—臨床における物語共有学習のために，金剛出版，2004.
Greenhalgh, T., Collard, A. : Narrative Based Health Care; Sharing Stories; A Multiprofessional Workbook, BMJ Books, 2002.
10 斎藤清二，岸本寛史：ナラティブ・ベイスト・メディスンの実践，金剛出版，2003.
11 トリシャ・グリーンハル，ブライアン・ハーウィッツ編（斎藤清二ほか監訳）：ナラティブ・ベイスト・メディスン—臨床における物語りと対話，金剛出版，2001.
Greenhalgh, T., Hurwits, B. ed. : Narrative Based Medicine; Dialogue and Discourse in Clinical Practice, BMJ Books, 1998.
12 斎藤清二：はじめての医療面接—コミュニケーション技法とその学び方，医学書院，2000.
13 斎藤清二編：特集 ナラティヴ・ベイスト・メディスンの展開，N：ナラティヴとケア，第1号，2010.
14 小森康永，岸本寛史編：特集 ナラティヴ・オンコロジー—緩和ケアの実践のために，N：ナラティヴとケア，第5号，2014.

著者紹介

斎藤 清二 **Seiji Saitou**

1975年、新潟大学医学部卒業。県立がんセンター新潟病院などでの臨床研修を経て、1979年、富山医科薬科大学医学部第3内科助手。1988年医学博士。1993年、英国セントメリー病院医科大学へ留学。1996年、富山医科薬科大学医学部第3内科助教授、2002年より富山大学保健管理センター長・教授、現在に至る。専門分野は、消化器内科学、心身医学、臨床心理学、医学教育学。2001年『Narrative Based Medicine』の翻訳を機に、医療/医学におけるナラティブ・アプローチについての理論、実践、教育、研究をテーマに活動。
主な編著訳書は『ナラティブ・ベイスト・メディスンの実践』『ナラティブ・ベイスト・メディスンの臨床研究』(金剛出版)、『ナラエビ医療学講座—物語と科学の統合を目指して』(北大路書房)、『ナラティブ・メディスン—物語能力が医療を変える』(医学書院)、『関係性の医療学—ナラティブ・ベイスト・メディスン論考』『医療におけるナラティブとエビデンス—対立から調和へ』(遠見書房)、ほか多数。

ナラティブ(NBM)とかエビデンス(EBM)とか
看護研究《かんごけんきゅう》とか、さっぱりわかんない!という
ナースのための ナラエビ医療学入門《いりょうがくにゅうもん》

2014年9月20日 第1版第1刷発行 〈検印省略〉

著者............斎藤 清二《さいとう せいじ》

発行............株式会社 日本看護協会出版会
〒150-0001 東京都渋谷区神宮前5-8-2 日本看護協会ビル4階
〈編集〉〒112-0014 東京都文京区関口2-3-1 TEL/03-5319-7171
〈コールセンター:注文〉TEL/0436-23-3271 FAX/0436-23-3272
http://www.jnapc.co.jp

デザイン.......齋藤久美子

イラスト.......あさま基恵

印刷............株式会社 フクイン

 ISBN978-4-8180-1858-7